人民健康·名家科普丛书

骨关节常见疾病防与治

总主编　王　俊　王建六
主　编　林剑浩
副主编　孙铁铮　李儒军　侯云飞

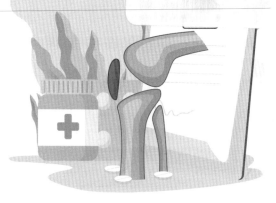

科学技术文献出版社
SCIENTIFIC AND TECHNICAL DOCUMENTATION PRESS
·北京·

图书在版编目（CIP）数据

骨关节常见疾病防与治 / 林剑浩主编. —北京：科学技术文献出版社，2024.6
（人民健康·名家科普丛书 / 王俊，王建六总主编）
ISBN 978-7-5235-0781-0

Ⅰ.①骨… Ⅱ.①林… Ⅲ.①关节疾病—防治 Ⅳ.① R684

中国国家版本馆 CIP 数据核字（2023）第 182123 号

骨关节常见疾病防与治

策划编辑：孔荣华 王黛君 责任编辑：王黛君 宋嘉婧 责任校对：张吲哚 责任出版：张志平

出 版 者 科学技术文献出版社
地　　址 北京市复兴路15号　邮编　100038
编 务 部 （010）58882938，58882087（传真）
发 行 部 （010）58882905，58882868（传真）
邮 购 部 （010）58882873
网　　址 www.stdp.com.cn
发 行 者 科学技术文献出版社发行　全国各地新华书店经销
印 刷 者 北京地大彩印有限公司
版　　次 2024 年 6 月第 1 版　2024 年 6 月第 1 次印刷
开　　本 880×1230　1/32
字　　数 120千
印　　张 6.375
书　　号 ISBN 978-7-5235-0781-0
定　　价 49.80元

编 委 会

丛书序

"健康所系，性命相托"，铮铮誓言诠释着医者的责任与担当。北京大学人民医院，这座百年医学殿堂，秉承"仁恕博爱，聪明精微，廉洁醇良"的百年院训，赓续"人民医院为人民"的使命，敬佑生命，守护健康。

人民健康是社会文明进步的基础，是民族昌盛和国家富强的重要标志，也是广大人民群众的共同追求。党中央把保障人民健康放在优先发展的战略位置，注重传播健康文明生活方式，建立健全健康教育体系，提升全民健康素养。北京大学人民医院勇担"国家队"使命，以守护人民健康为己任，以患者需求为导向，充分发挥优质医疗资源的优势，实现了全员时时、处处健康宣教，以病友会、义诊、讲座多渠道送健康；进社区、进乡村、进企业、进学校、上高原，足迹遍布医联体单位、合作院区，发挥了"国家队"引领作用；打造健康科普全媒体传播平台，将高品质健康科普知识传递到千家万户，推进提升了国民健康素养。

在建院105周年之际，北京大学人民医院与科学技术文献出版社合作，25个重点学科、200余名资深专家通力打造医学科普丛书"人民健康·名家科普"。丛书以大数据筛查百姓常见健康问题为基准，结合北京大学人民医院优势学科及医疗特色，传递科学、精准、高水平医学科普知识，提高公众健康素养和健康文化水平。北京大学人民医院通过"互联网＋健康科普"形式，构建"北大人民"健康科普资源库和健康科普专家库，为实现全方位、全周期保障人民健康奠定并夯实基础；为实现"两个一百年"奋斗目标、实现中华民族伟大复兴贡献"人民"力量！

王俊　王建六

　　骨关节疾病常见而且种类很多，治疗方法及预后也不尽相同。随着我国逐渐进入老龄化社会，骨关节疾病的发病率逐年上升，相关的医疗费用也在不断增加，给国家和患者个人造成了很大的负担。遗憾的是，我国广大人民群众对于骨关节疾病的认识还相当不足，有些患者不以为然而不去求医，有些患者就诊带有很大的盲目性，没有适时、适当地进行治疗，使很多本可用药物控制的骨关节疾病进展到十分严重的阶段，不得不采取手术治疗。而且，由于不了解情况，很多患者惧怕手术，强忍病痛，使自己的生活质量严重下降。鉴于此，我们认为，很有必要为广大患者编写一本介绍骨关节常见疾病相关知识的读物，通过通俗易懂的语言让大家对这方面的知识有所了解，从中受益。

　　作为身处临床一线的外科医生，虽然通过手术解除患者的病痛能够带来成就感和职业快乐，但毕竟需要手术治疗的患者只占少数，大部分患者通过保守治疗和自我管理就能使病情得到控制。换言之，面对数量庞大的骨关节疾病患者，仅有一把"手术刀"是远远不够的。更重要的是让患者了解疾病、认识疾病、理解疾病，自我管理，获得健康。

我们以解除患者病痛为己任，坚持推广骨关节常见疾病科普教育，让广大患者都积极参与其中，通过医患的配合，达到最好的治疗效果。本书通过对骨关节常见疾病问题的解答，深入浅出地讲述了疾病的诊断、治疗等各方面的知识，相信通过阅读本书，读者一定会对骨关节常见疾病有更多的了解，并找到就医及康复的指南。

本书涉及到骨关节炎、类风湿性关节炎、股骨头坏死、髋关节发育不良、肩峰撞击及肩袖损伤、肩关节不稳、跟腱炎等常见疾病的相关知识及诊治过程中患者常见的问题。愿此书能为广大骨关节疾病患者带来福音！

虽然作者团队都尽心尽力，但因为水平所限，不当之处在所难免，敬请各位读者指正。

林剑浩

目 录

第一章

钙化性肌腱炎 ································· 1

什么是钙化性肌腱炎？ ················· 3

钙化性肌腱炎的主要症状有哪些？ ······ 3

为什么会得钙化性肌腱炎？ ············ 4

疾病的主要危害是什么？ ·············· 4

去医院应该看哪个科？ ················ 5

医生可能会问到哪些问题？ ············ 5

可能会做哪些检查？ ·················· 5

目前常用的治疗方法有哪些？ ·········· 6

治疗后的注意事项有哪些？ ············ 7

手术后如何进行康复锻炼？ ············ 8

什么时候需要复诊？ ·················· 8

日常生活中有哪些注意事项？ ·········· 8

第二章

感染性关节炎 ················· **11**

什么是感染性关节炎？ ················· 13

各类关节炎有什么典型症状？ ················· 13

与感染性关节炎症状相似的疾病有哪些？ ················· 14

为什么会得感染性关节炎？ ················· 14

感染性关节炎有什么危害？ ················· 14

去医院应该看哪个科？ ················· 15

医生可能会问到哪些问题？ ················· 15

常见的检查方法有哪些？ ················· 15

感染性关节炎的治疗方法有哪些？ ················· 16

感染性关节炎能治好吗？ ················· 17

治疗期间的注意事项有哪些？ ················· 17

出现哪些症状时应该立即复查？ ················· 17

在日常生活中要注意什么？ ················· 18

第三章

跟腱炎 ················· **19**

跟腱炎的主要症状有哪些？ ················· 21

为什么会得跟腱炎？ ················· 21

跟腱炎的主要危害是什么？ ················· 22

去医院应该看哪个科？ ············· 22

医生可能会问到哪些问题？ ········· 22

可能会做哪些检查？ ··············· 23

目前常用的治疗方法有哪些？ ······· 23

治疗期间有哪些注意事项？ ········· 24

跟腱炎不治疗能好吗？ ············· 25

什么时候需要复诊？ ··············· 25

日常生活中的注意事项有哪些？ ····· 25

● ● ●

第四章

股骨头坏死 ············· **27**

什么是股骨头坏死？ ··············· 29

股骨头坏死有哪些症状？ ··········· 29

与股骨头坏死症状相似的疾病有哪些？ ····· 30

股骨头坏死有哪些危害？ ··········· 30

为什么会发生股骨头坏死？ ········· 31

去医院应该看哪个科？ ············· 31

医生可能会问到哪些问题？ ········· 32

可能会做哪些检查？ ··············· 32

股骨头坏死是如何分期的？ ········· 33

常用的治疗方式有哪些？ ··········· 33

股骨头坏死能治好吗？ ············· 35

治疗后有哪些注意事项？ ································· 35

人工髋关节能用多少年？ ································· 36

治疗后需要复诊吗？ ··································· 37

如何进行康复锻炼？ ··································· 37

日常有哪些注意事项？ ································· 38

得了股骨头坏死，饮食上有什么要注意的？ ········ 39

怎么预防股骨头坏死？ ································· 40

● ● ●

第五章

骨质疏松症 ································· **41**

什么是骨质疏松症？ ··································· 43

骨质疏松症的主要症状有哪些？ ················· 43

患骨质疏松症的主要原因是什么？ ··············· 44

骨质疏松症的主要危害是什么？ ················· 45

去医院应该看哪个科？ ································· 45

医生可能会问到哪些问题？ ······················· 45

可能会做哪些检查？ ··································· 46

目前常用的治疗方法有哪些？ ···················· 46

院外治疗期间的注意事项有哪些？ ··············· 48

什么时候需要复诊？ ··································· 49

如何预防骨质疏松症？ ································· 49

日常生活中的注意事项有哪些？ ⋯⋯⋯⋯⋯⋯⋯ 50

对于骨质疏松症有哪些认识误区？ ⋯⋯⋯⋯⋯⋯ 51

● ● ●

第六章

肌腱炎 ⋯⋯⋯⋯⋯⋯⋯⋯⋯⋯⋯⋯⋯⋯⋯⋯ **53**

什么是肌腱炎？ ⋯⋯⋯⋯⋯⋯⋯⋯⋯⋯⋯⋯⋯ 55

肌腱炎的主要症状有哪些？ ⋯⋯⋯⋯⋯⋯⋯⋯⋯ 55

为什么会患肌腱炎？ ⋯⋯⋯⋯⋯⋯⋯⋯⋯⋯⋯ 56

肌腱炎有什么危害？ ⋯⋯⋯⋯⋯⋯⋯⋯⋯⋯⋯ 56

去医院应该看哪个科？ ⋯⋯⋯⋯⋯⋯⋯⋯⋯⋯ 56

医生可能会问到哪些问题？ ⋯⋯⋯⋯⋯⋯⋯⋯⋯ 56

可能会做哪些检查？ ⋯⋯⋯⋯⋯⋯⋯⋯⋯⋯⋯ 57

目前常用的治疗方法有哪些？ ⋯⋯⋯⋯⋯⋯⋯⋯ 57

治疗后的注意事项有哪些？ ⋯⋯⋯⋯⋯⋯⋯⋯⋯ 58

什么时候需要复诊？ ⋯⋯⋯⋯⋯⋯⋯⋯⋯⋯⋯ 59

日常生活中的注意事项有哪些？ ⋯⋯⋯⋯⋯⋯⋯ 59

● ● ●

第七章

肩峰撞击综合征 ⋯⋯⋯⋯⋯⋯⋯⋯⋯⋯⋯⋯ **61**

什么是肩峰撞击综合征？ ⋯⋯⋯⋯⋯⋯⋯⋯⋯ 63

肩峰撞击综合征有哪些症状？ ················· 63

与肩峰撞击综合征症状相似的疾病有哪些？ ·········· 64

为什么会得肩峰撞击综合征？ ················· 64

肩峰撞击综合征有什么危害？ ················· 64

去医院应该看哪个科？ ····················· 65

医生可能会问到哪些问题？ ················· 65

肩峰撞击综合征常见的检查有哪些？ ··········· 65

常见的治疗方法有哪些？ ··················· 66

治疗后的注意事项有哪些？ ················· 67

肩峰撞击综合征术后如何进行康复锻炼？ ········· 67

肩峰撞击综合征需要复查吗？ ················· 68

肩峰撞击综合征能治好吗？ ················· 68

在日常生活中要注意什么？ ················· 68

• • •

第八章

肩关节不稳 ·· **71**

肩关节不稳有哪些症状？ ··················· 73

与肩关节不稳症状相似的疾病有哪些？ ········· 73

为什么会得肩关节不稳？ ··················· 73

肩关节不稳有什么危害？ ··················· 74

去医院应该看哪个科？ ····················· 74

医生可能会问到哪些问题？ ················· 74

常见的检查方法有哪些? ···················· 75

肩关节不稳的治疗方法有哪些? ·················· 76

肩关节不稳能治好吗? ···················· 77

治疗期间有哪些注意事项? ·················· 77

手术后应该如何进行康复锻炼? ·················· 77

出现哪些症状时应该及时复查? ·················· 79

在日常生活中要注意什么? ·················· 79

关于肩关节不稳有哪些误区? ·················· 79

● ● ●

第九章

肩袖损伤 ································· **81**

肩袖损伤的典型症状有哪些? ·················· 83

肩袖损伤和肩周炎有什么不同? ·················· 83

为什么会得肩袖损伤? ···················· 84

肩袖损伤有哪些危害? ···················· 84

去医院应该看哪个科? ···················· 84

医生可能会询问哪些问题? ·················· 84

常见的检查方法有哪些? ···················· 85

常见的治疗方法有哪些? ···················· 85

肩袖损伤能治好吗? ···················· 86

治疗期间的注意事项有哪些? ·················· 86

肩袖损伤术后康复锻炼该怎样进行? ·················· 87

出现哪些症状时应该及时复查？ ················· 87

在日常生活中要注意什么？ ···················· 88

关于肩袖损伤有哪些误区？ ···················· 88

●●●●

第十章

髋／膝关节骨关节炎 ················ **89**

什么是骨关节炎？ ·························· 91

骨关节炎有哪些症状？ ······················ 92

为什么会得骨关节炎？ ······················ 94

骨关节炎的主要危害是什么？ ·················· 94

去医院应该看哪个科？ ······················ 95

医生可能会问到哪些问题？ ···················· 95

可能会做哪些检查？ ························· 96

目前常用的治疗方法有哪些？ ·················· 96

院外治疗期间有哪些注意事项？ ················· 98

什么时候需要复诊？ ························· 99

日常生活中有哪些注意事项？ ·················· 99

●●●●

第十一章

髋关节发育不良 ················ **101**

什么是髋关节发育不良？ ····················· 103

髋关节发育不良有哪些症状？ ················ 103

髋关节发育不良的病因有哪些？ ················ 104

髋关节发育不良有哪些危害？ ················ 104

去医院应该看哪个科？ ················ 105

医生可能会问到哪些问题？ ················ 105

可能会做哪些检查？ ················ 106

目前常用的治疗方法有哪些？ ················ 107

治疗后的注意事项有哪些？ ················ 109

什么时候需要复诊？ ················ 110

生活中的注意事项有哪些？ ················ 110

●●●

第十二章

类风湿性关节炎 ················ **111**

什么是类风湿性关节炎？ ················ 113

类风湿性关节炎的主要症状有哪些？ ················ 113

为什么会得类风湿性关节炎？ ················ 115

类风湿性关节炎有哪些危害？ ················ 115

去医院应该看哪个科？ ················ 116

医生可能会问到哪些问题？ ················ 116

可能会做哪些检查？ ················ 116

目前常用的治疗方法有哪些？ ················ 117

院外治疗期间的注意事项有哪些？ ················ 119

类风湿性关节炎能治好吗？ ················ 120

什么时候需要复诊？ ·· 120

日常生活中的注意事项有哪些？ ······························ 120

关于类风湿性关节炎的诊疗误区有哪些？ ·············· 121

● ● ●

第十三章

强直性脊柱炎 ·· **123**

什么是强直性脊柱炎？ ··· 125

强直性脊柱炎的主要症状有哪些？ ························· 125

为什么会得强直性脊柱炎？ ···································· 126

强直性脊柱炎遗传吗？ ··· 127

强直性脊柱炎有什么危害？ ···································· 127

去医院应该看哪个科？ ··· 128

医生可能会问到哪些问题？ ···································· 128

常用的检查方法有哪些？ ·· 129

目前常用的治疗方法有哪些？ ································· 130

强直性脊柱炎能治愈吗？ ·· 132

治疗后的注意事项有哪些？ ···································· 132

可以进行哪些康复运动？ ·· 133

强直性脊柱炎需要复查吗？ ···································· 133

日常生活中该注意什么？ ·· 133

关于该疾病的误区有哪些？ ···································· 134

● ● ●

第十四章

神经病理性关节炎 ········· **137**

什么是神经病理性关节炎？ ·············· 139

神经病理性关节炎有哪些症状？ ·············· 139

与神经病理性关节炎症状相似的疾病有哪些？ ······ 139

为什么会得神经病理性关节炎？ ·············· 140

神经病理性关节炎有哪些危害？ ·············· 140

去医院应该看哪个科？ ·············· 141

医生可能会问到哪些问题？ ·············· 141

常用的检查方法有哪些？ ·············· 141

目前常用的治疗方法有哪些？ ·············· 142

神经病理性关节炎能治好吗？ ·············· 143

治疗后有哪些注意事项？ ·············· 143

神经病理性关节炎需要复查吗？ ·············· 144

在日常生活中有哪些注意事项？ ·············· 144

● ● ●

第十五章

痛风性关节炎 ········· **145**

什么是痛风性关节炎？ ·············· 147

痛风性关节炎的主要症状是什么？ ·············· 147

为什么会得痛风性关节炎？ ·············· 148

痛风性关节炎会不会遗传？ ·············· 148

痛风性关节炎有什么危害？ ·············· 148

去医院应该看哪个科？ ················· 149

医生可能会问到哪些问题？ ·············· 149

常用的检查方法有哪些？ ··············· 150

目前常用的治疗方法有哪些？ ············· 150

痛风性关节炎能治好吗？ ··············· 152

用药治疗期间的注意事项有哪些？ ·········· 152

痛风性关节炎需要复诊吗？ ·············· 152

在日常生活中该如何避免痛风性关节炎的复发？ ···152

关于痛风性关节炎常见的误区都有哪些？ ······· 153

●●●

第十六章
网球肘 / 高尔夫球肘 ·············· **155**

什么是网球肘？ ·················· 157

什么是高尔夫球肘？ ················ 157

网球肘 / 高尔夫球肘主要症状有哪些？ ········ 158

患病的主要原因是什么？ ·············· 159

主要危害有哪些？ ················· 160

到医院应该看哪个科？ ··············· 160

医生可能会问到哪些问题？ ············· 160

可能会做哪些检查？ ···················· 161

目前常用的治疗方法有哪些？ ········· 161

治疗后有哪些注意事项？ ··············· 163

网球肘 / 高尔夫球肘能自己好吗？ ········· 163

什么时候需要复诊？ ···················· 163

如何预防网球肘 / 高尔夫球肘复发？ ······· 164

得了网球肘 / 高尔夫球肘，生活中有什么注意事项？

··································· 164

● ● ●

第十七章

旋转带肌腱炎 ···················· **165**

旋转带肌腱炎的主要症状有哪些？ ········· 167

为什么会患旋转带肌腱炎？ ·············· 167

旋转带肌腱炎的主要危害是什么？ ········· 167

去医院应该看哪个科？ ·················· 168

医生可能会问到哪些问题？ ·············· 168

可能会做哪些检查？ ···················· 168

目前常用的治疗方法有哪些？ ··········· 169

治疗后的注意事项有哪些？ ·············· 169

什么时候需要复诊？ ···················· 170

日常生活中有哪些注意事项？ ··········· 170

● ● ●

第十八章

银屑病关节炎 ································ **171**

什么是银屑病关节炎？ ································ 173

银屑病关节炎的主要症状有哪些？ ·········· 173

为什么会患银屑病关节炎？ ····················· 174

银屑病关节炎的主要危害是什么？ ·········· 175

去医院应该看哪个科？ ····························· 175

医生可能会问到哪些问题？ ····················· 175

可能会做哪些检查？ ································ 176

目前常用的治疗方法有哪些？ ·················· 176

治疗期间的注意事项有哪些？ ·················· 177

什么时候需要复诊？ ································ 178

日常生活中的注意事项有哪些？ ·············· 178

如何进行皮肤护理？ ································ 179

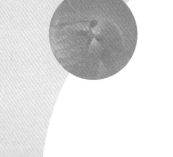

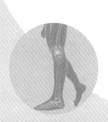

▶▶▶ 第一章

钙化性肌腱炎

Q: 什么是钙化性肌腱炎?

钙化性肌腱炎是指钙盐沉积于肌腱中,最常见于肩关节的肩袖肌腱,多发于 40 ~ 50 岁需要连续几小时维持肩关节轻度外展的人,女性的发病率高于男性。但是目前钙化性肌腱炎的发病原因还不明确,一般认为是长期慢性劳损后,肌腱发生退行性改变,局部钙盐代谢异常,沉积于肌腱纤维所致。

钙化性肌腱炎右侧肩的发病率高于左侧肩,主要的症状就是肩部疼痛或酸痛,伴有肩关节活动受限。急性期会出现持续性剧烈疼痛,还可能伴有红肿、压痛、皮肤温度升高等症状。

对于钙化性肌腱炎,根据不同病情可以采取不同的治疗方法。症状较轻的,可以在制动的基础上,采用非甾体类抗炎药等药物治疗,以缓解疼痛,药物治疗无效的还可以尝试体外冲击波疗法。但是对于钙化物比较大或者伴有肩袖损伤等情况,还是需要进行手术治疗,清除钙化灶物,修补破裂的肌腱。

Q: 钙化性肌腱炎的主要症状有哪些?

(1)钙化性肌腱炎主要有哪些症状?

钙化性肌腱炎早期由于钙化块较小,不会引起任何症状,但是如果钙化块不断增大,就会出现疼痛和功能障碍。

①肩部疼痛:最典型的症状是肩部疼痛或酸痛,以外侧为主,可以放射到上臂(大胳膊),而且在手臂(胳膊)上举到一定程度时,疼痛会加重,有些人有明显的夜间痛。过度运动等引起急性发作时,肩部会出现持续性疼痛,即使轻微活动,

也会引发剧烈疼痛，还可能伴有红肿、压痛、皮肤温度升高等症状。

②关节活动受限：肩关节活动受限，尤其是肩关节外展功能障碍，引起手臂由体侧抬起、上举困难。

（2）症状相似的疾病还有哪些？

钙化性肌腱炎与肩周炎、肩峰撞击综合征等都会出现肩膀疼痛、手臂抬举困难等症状，仅仅根据这些是不能做出准确判断的，所以要及时就医，明确诊断，以便及时治疗。

Q: 为什么会得钙化性肌腱炎？

钙化性肌腱炎的发病原因目前还不是很清楚，可能与肩部过度活动、外伤、缺血缺氧、局部压力增高等有关。肌腱在这些因素的影响下，会发生退行性改变，在这个基础上再发生局部钙盐代谢异常，沉积于肌腱纤维，就会引起钙化性肌腱炎。

Q: 疾病的主要危害是什么？

（1）影响睡眠：钙化性肌腱炎引起的疼痛，在夜间会加重，影响正常睡眠。

（2）影响肩关节活动：钙化性肌腱炎可以引起肩部疼痛，影响肩关节活动，病情严重的患者甚至不能梳头、伸手取头顶上的东西等，给日常生活带来极大不便。

（3）引起其他疾病：如果钙化物进入肩峰下滑囊，还可以引起滑囊炎。

Q: 去医院应该看哪个科?

如果出现了肩部疼痛、活动受限或者体检发现了钙化性肌腱炎,你可以去骨科或外科就诊,也可以到骨关节科或运动医学科就诊。

Q: 医生可能会问到哪些问题?

（1）你怎么了? 有哪些不舒服?

（2）疼痛出现多长时间了?

（3）有没有什么姿势会加重疼痛?

（4）肩关节活动正常吗?

（5）肩部受过外伤吗?

（6）你是从事什么工作的?

（7）以前做过相关检查吗?

（8）有什么其他的病史、过敏史吗?

Q: 可能会做哪些检查?

当你因为肩部疼痛、不能正常活动等不适来医院就诊时,一般需要做体格检查和影像学检查,以帮助医生进行确诊,明确病情。

（1）为什么要做体格检查?

体格检查可以明确红肿程度、压痛范围和皮肤温度增高情况,判断是不是处在急性期。体格检查还会发现手臂抬起或旋转时会引起或加重疼痛,但通过特定位置后疼痛会消失或减轻的现象，这是钙化性肌腱炎的一大特点。病情较重的，还会发现肩关节功能受到影响，手臂只能在一定范围内活动。另外，体格检查还可以排除外伤。

（2）影像学检查有什么作用？

X 线检查可以发现肩关节内的钙化物，根据 X 线检查很容易对钙化性肌腱炎做出诊断。对于那些通过 X 线检查较难发现的钙化物，还可以采用 B 超或 MRI 作为辅助检查手段，这两项检查都能清楚地显示肌腱钙化的部位，MRI 还能明确显示钙化物周围的炎症性病变。

Q: 目前常用的治疗方法有哪些？

（1）药物治疗包括哪些？

钙化性肌腱炎出现疼痛时，可以口服布洛芬等非甾体类抗炎药，缓解症状。对于疼痛剧烈的，还可以局部注射强的松龙和普鲁卡因，进行封闭治疗，控制炎症，减轻疼痛。但是患有骨关节结核、化脓性关节炎、骨髓炎、骨肿瘤及心血管系统疾病的人，不能进行封闭治疗。

（2）什么情况下可以使用固定疗法？

对于急性发作期，症状比较严重者，可以使用颈腋吊带对肩部进行固定，避免做外展、外旋等用力动作，以免引起或加重肩袖组织的损伤。

（3）体外冲剂波疗法有什么用？

对于病程超过 3 个月，其他保守治疗无效，而且不愿意进行手术治疗，并排除肩袖损伤等病变的患者，可以考虑采用体外超声波疗法。在 X 线定位的基础上，常常采用聚焦式体外冲击波进行治疗，可以有效缩小钙化物，缓解疼痛。

（4）什么情况下需要手术治疗？

多数钙化性肌腱炎经过保守治疗都能得到有效改善，但是如果出现以下情况，还是要及时进行手术治疗的：保守治疗效果不好，疼痛不断加重的；疼痛反复发作的；病情严重，伴有肩袖撕裂；对肩部运动功能要求较高的。目前，手术治疗以关节镜手术为主，可以在关节镜下清除钙化物，改善症状。

Q: 治疗后的注意事项有哪些？

（1）服药期间会出现哪些不良反应？应该怎么办？

非甾体抗炎药会引起上腹部不适、隐痛，并伴有恶心、呕吐、腹胀、食欲减退等。对于不良反应比较轻的，可以服用枸橼酸铋钾等保护胃黏膜的药，如果出现了消化系统出血，就要及时停药，去医院就诊了。

> **小贴士**：为了尽量减少不良反应，一定要避免频繁以及重复用药，不能同时使用两种或多种非甾体抗炎药。

（2）术后需要注意什么？

①手术早期不能进行剧烈活动，不能提重物，以免影响手术效果。

②保持伤口清洁干燥，避免接触水，以防发生感染。

③在穿衣、梳头、系腰带等事情上，家人要给予帮助，协助患者解决生活中的困难。

Q: 手术后如何进行康复锻炼？

术后患者就可以在他人的帮助下做一些锻炼，比如被动钟摆运动。术后第3周开始进行主动锻炼，如肩梯活动，又称"爬墙"运动，即面朝墙壁，手指不断上移或下移，逐渐提高肩关节的活动范围。从术后第6周开始，肩关节应该开始进行适度力量锻炼，可以利用拉力器、哑铃等辅助练习，以增强力量和灵活性。

Q: 什么时候需要复诊？

无论采用哪种治疗，都要问清楚复查时间，并按时复查。手术治疗后愈合情况良好的，最初可以3个月复查一次，之后半年复查一次。另外，如果出现疼痛加重、伤口红肿等情况，要及时就诊。

Q: 日常生活中有哪些注意事项？

（1）保护关节：在日常生活中避免搬提、推举重物，尽量避免肩关节外伤，一旦受伤要及时治疗。

（2）合理运动：避免肩关节长时间处于一个姿势（如长时间伏案工作等），或者重复某个动作（如打羽毛球、网球、篮球等），可以选择散步、慢跑等活动，但是运动前要充分热身，以免受伤。

（3）肩部保暖：根据气候变化，要及时添加衣物，不要长时间处于潮湿、寒冷的地方，尤其是在睡觉时，肩部不能受风、受凉。

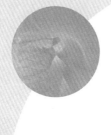

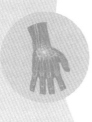

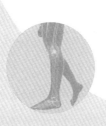

▶▶▶ 第二章

感染性关节炎

Q: 什么是感染性关节炎?

感染性关节炎是指由各种病原体引起的关节炎症,可导致关节软骨和软骨下骨质的破坏,引起关节畸形和关节功能丧失。多发于抵抗力较差的儿童和老年人。感染性关节炎的病原体包括细菌、病毒、真菌和螺旋体等,可以通过外伤、医源性损伤或者血行性散播引起关节感染。

感染性关节炎大多侵犯单关节,主要表现为关节疼痛、肿胀、不灵活,皮肤发红、发热等症状,其诊断主要依据关节穿刺做关节液检查,以及影像学检查。

感染性关节炎在治疗上,以针对病原菌的药物治疗为主,辅以红外线照射、蜡疗等物理治疗,对于病情严重,出现脓液的,可以进行引流。此外,必要时还可以用石膏等进行关节制动,加强休息。

Q: 各类关节炎有什么典型症状?

(1)感染性关节炎有哪些症状?

感染性关节炎最典型的症状就是患病关节疼痛、肿胀、活动不便,关节表面皮肤发红、发热、有压痛。如果出现化脓,还会有波动感,关节活动受限。除了关节处的表现,还可能会伴随畏寒、高热、头痛、食欲减退、消瘦等全身症状。

(2)真菌性关节炎有哪些症状?

真菌性关节炎好发于踝关节、膝关节、腕关节以及肘关节,一般是单关节发病,主要表现为关节疼痛不适、肿胀,活动范围减小，有时会伴有结节红斑。

（3）布氏杆菌性关节炎有哪些症状？

布氏杆菌性关节炎发病前几周会出现头痛、乏力、出汗等全身症状，感染多发生在膝、髋、肩关节，表现为肿胀、疼痛、发热及红斑，关节内有渗出等。

（4）非淋球菌性细菌性关节炎有哪些症状？

非淋球菌性细菌性关节炎一般为单关节发病，好发于膝关节，主要表现为关节疼痛、肿胀，有明显的关节内液渗出，关节活动受到限制。

Q: 与感染性关节炎症状相似的疾病有哪些？

感染性关节炎与骨关节炎、类风湿性关节炎、反应性关节炎、结核性关节炎一样都会有关节疼痛、肿胀的症状，需要到医院进行检查后，才能诊断。所以当关节疼痛、肿胀等症状出现时，要及时到医院就诊。

Q: 为什么会得感染性关节炎？

感染性关节炎是指真菌、细菌（淋球菌、金黄色葡萄球菌、结核分枝杆菌等）、病毒（风疹病毒、EB 病毒等），通过外伤（关节附近软组织感染等）、血源行散播（败血症等）、医源性损伤（手术操作不当等）等途径，引起关节炎症性病变。

Q: 感染性关节炎有什么危害？

感染性关节炎会引起关节疼痛、肿胀，影响活动功能，甚至导致行走困难，或者不能行走，给正常生活和工作造成不便。另外，感染性关节炎如果治疗不及时，还会引起关节软骨和骨质的破坏，从而造成关节畸形和关节功能丧失。

> **小贴士**：感染性关节炎应尽早诊断，积极治疗，以免影响关节功能的恢复。

Q: 去医院应该看哪个科？

当出现关节疼痛、肿胀、红热等症状时，你可以到骨科或者外科就诊。

Q: 医生可能会问到哪些问题？

（1）哪里不舒服？

（2）疼痛有多久了？

（3）关节处有没有受过伤？

（4）有没有做过关节手术或者是其他部位的手术？

（5）有没有反复的感染史？如尿道炎、肺炎？

（6）最近有没有发烧？服用过什么药物？

Q: 常见的检查方法有哪些？

（1）体格检查可以发现哪些问题？

体格检查可以发现局部关节肿胀、皮肤发红、发热，如果已经化脓，还会有波动感，可以对病情有一个初步判断。

（2）为什么要进行实验室检查？

①血常规检查：由于常伴有其他部位的感染史，多数患者白细胞计数会明显升高，有助于感染的判断。

②关节液检查：通过对关节液的培养，可以确定病原微生物的种类，所以关节液穿刺检查是诊断感染性关节炎的关键。

（3）为什么要进行影像学检查？

①X线检查：早期可见关节周围软组织肿胀、关节内渗液、关节间隙增宽或消失、软骨下骨质破坏等病变，有助于明确病变程度。

②CT检查：可以发现空洞形成、死骨、椎旁脓肿以及体内较深部位（如骶髂关节）的病变，有助于了解骨的破坏情况。

③MRI检查：敏感度更高，可以发现关节液增多，关节滑膜增厚，以及骨髓、关节周围软组织病变。

④超声检查：可以发现和检测深在的关节积液，也用于观察关节周围组织。

Q: 感染性关节炎的治疗方法有哪些？

（1）一般治疗：包括卧床休息，用夹板或石膏固定制动等，可以减轻关节疼痛、肿胀等不适。

（2）药物治疗：早期及时全身应用强有力的抗菌、抗病毒药物是治疗的关键。真菌性感染要使用抗真菌药物治疗；细菌性感染要使用青霉素、万古霉素、红霉素、四环素等抗生素类药物。

（3）充分引流：如果发现关节液已成脓性，应迅速、完全地引流和冲洗，以降低关节腔的压力，减少对关节的破坏。引流方式有穿刺引流、手术引流、关节镜下引流，医生会根据具体情况选择合适的方式。

（4）物理治疗：物理治疗是一种辅助治疗方法，可以促进血液循环、减轻疼痛，常见的方法有红外线照射、蜡疗、按摩疗法等。

Q: 感染性关节炎能治好吗？

感染性关节炎如果能早发现，并进行及时有效的治疗，一般是可以治好的。但是如果延误治疗或感染比较严重，治疗起来就会比较困难，关节软骨会出现永久性破坏，关节活动功能无法恢复，甚至造成严重活动障碍。

Q: 治疗期间的注意事项有哪些？

（1）充分休息：急性发作期要卧床休息，在炎症得到控制后，可以慢慢活动关节，逐渐恢复关节活动的范围。

（2）合理用药：遵医嘱，按时、按量服用药物，不要自己增减药量或停止服药。

（3）避免负重：注意坐姿与站姿，不可搬、提、扛重物，肥胖者要控制体重，以减轻关节负担。

（4）饮食调养：多进食高热量、高蛋白、易消化的食物。

（5）情绪稳定：要保持乐观的情绪，有利于疾病的恢复。

Q: 出现哪些症状时应该立即复查？

感染性关节炎要遵医嘱定期复查。但是如果治疗后症状没有缓解，或者出现关节肿胀、疼痛等症状加重的情况时，要及时到医院就诊。

Q: 在日常生活中要注意什么?

（1）注意保暖：在日常生活中，应该注意保暖，及时增加衣物，避免关节受寒、受潮。

（2）避免关节外伤：注意关节保护，避免跌倒、碰撞、挤压等意外伤害，尤其是中老年人，关节受伤后要及时治疗。

（3）适当锻炼：可以选择太极拳、慢跑等运动，增强肌肉力量，维持关节运动功能，但要避免运动过量或剧烈运动，以防引起关节损伤。

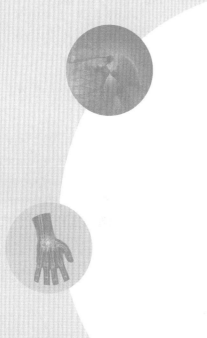

▶▶▶ 第三章

跟腱炎

Q: 跟腱炎的主要症状有哪些?

跟腱炎最典型的症状是足跟（脚后跟）上方疼痛、酸痛、僵硬，疼痛多在早上起来下床时或者剧烈运动后休息时出现，当跟腱上下两端受到挤压时，疼痛会加重。随着疾病的发展，凡是牵拉跟腱的运动和活动都会产生疼痛，比如登山、上下楼梯、走路等。急性期，足跟还会出现肿胀、压痛，皮肤会发红、发烫，甚至出现结节。

> **小贴士**：跟腱炎与跟骨后滑囊炎、跟腱浅层滑囊炎、跟骨骨刺等疾病，都会引起足跟疼痛、压痛，影响走路等活动，仅仅根据症状不能做出准确判断，所以这时一定要及时去医院检查、确诊。

Q: 为什么会得跟腱炎?

（1）急性损伤

需要较大爆发力的活动，可能会引起肌腱损伤，造成无菌性炎症。比如，在准备活动不充分时，做猛力踏跳或者急速起跑运动，会使小腿肌肉强烈收缩，拉伤跟腱周围组织，造成跟腱炎。

（2）慢性劳损

慢性劳损是引起肌腱炎的主要原因，长期、长距离跑步、行走，或长期过度跑跳运动，都会引起跟腱劳损，诱发跟腱炎。

Q: 跟腱炎的主要危害是什么?

（1）引起活动障碍：跟腱炎会引起足跟疼痛、僵硬，影响正常行走、上下楼梯等日常活动。

（2）引起其他并发症：跟腱炎如果不及时治疗，还可能会引起跟腱钙化、滑囊钙化、骨质增生等病变，严重的还可能出现跟腱断裂。

（3）影响运动生涯：因为跟腱炎会影响足部运动功能，如果治疗不及时，恢复不好，运动员的职业生涯会受到影响，甚至提前结束。

Q: 去医院应该看哪个科?

当出现足跟疼痛、僵硬等症状时，你可以到医院的骨科或骨关节科就诊，也可以到运动医学科就诊。

Q: 医生可能会问到哪些问题?

（1）怎么了？哪里不舒服？

（2）有压痛或者僵硬感吗？

（3）早上起床时或者剧烈运动后疼痛会加重吗？

（4）这种情况出现多长时间了？

（5）平时有什么体育爱好吗？

（6）脚后跟有没有受过外伤？

（7）做过相关的检查或者治疗吗？效果怎么样？

（8）有什么其他病史吗？

Q: 可能会做哪些检查？

当你出现足跟疼痛、肿胀等症状，去医院就诊时，为了明确诊断，一般需要做体格检查和影像学检查。

体格检查可以排除外伤，观察足跟部皮肤有无红热，确定压痛范围和程度，以及有没有结节等，从而对病情做出初步判断。

进一步诊断还需要借助影像学检查。X线检查可以发现跟腱钙化、软组织肿胀、足跟部骨刺等，并能排除踝关节骨折、脱位等病变，对跟腱炎的诊断和治疗有很重要的意义。B超可以诊断跟腱早期的退行性变，明确是否发生了跟腱断裂。MRI检查可以显示跟腱内部的明显断裂和跟腱增粗的情况。

Q: 目前常用的治疗方法有哪些？

（1）如何进行支具治疗？

足跟疼痛比较轻的，可以加强休息，并采用支具治疗。使用足跟垫、支撑垫等，可以抬高足跟，缩短跟腱长度，减少对跟腱的牵拉。晚上睡觉时，还可以使用夹板来固定跟腱。病情严重的，还可以穿步行靴或者使用拐杖，来减少跟腱压力，促进跟腱修复。

（2）常用的物理疗法有哪些？

多种物理治疗方法对跟腱炎都有疗效，目前常用的有超声波、冲击波和激光治疗，也可以采用热敷或者冰敷来缓解疼痛，热敷或冰敷时间一般为20～30分钟。

（3）药物治疗有什么作用？

口服布洛芬、吲哚美辛等非甾体类抗炎药物，可以有效减轻疼痛和肿胀。但是并不能改善肌腱的病理性改变，而且非甾体类抗炎药也存在一定的副作用，所以用药时间最好不要超过1个月。

> **小贴士**：跟腱部位注射激素，有引起肌腱断裂的危险，所以，一般不用于跟腱炎的治疗。

（4）跟腱炎需要手术治疗吗？

对于保守治疗时间超过6个月，效果不明显的，可以采用手术治疗。腓肠肌延长术能减少跟腱的张力，促进跟腱的愈合，而且手术可以在内镜下完成，切口很小，手术后恢复比较快。但是如果病损范围超过肌腱50%的直径或横断面，就需要进行病损处清理和修复手术了。通过手术切开肌腱表面，刮除病损处，再缝合肌腱，以利于肌腱愈合。

Q: 治疗期间有哪些注意事项？

（1）保守治疗期间有哪些注意事项？

①停止锻炼：可以慢慢地停止活动锻炼，也可以先将高强度锻炼转化为游泳、骑自行车等低强度锻炼，然后再慢慢地停止活动锻炼，这样比直接完全停止运动效果要好。

②选择合适鞋子：鞋底不能太硬，后跟处不能太软，可以加硅胶垫或后跟垫，另外鞋子也不能太大。

③注意休息：在没有完全康复时，一定要多休息，不要急于活动，以免病情再次加重。

④保持乐观心态：跟腱炎保守治疗的，周期会比较长，这时一定要有足够的耐性和信心，积极配合治疗。

（2）哪些活动有助于缓解疼痛？

手推墙，脚微微用力踩的活动；轻轻踮起脚尖，足跟向上提的活动；伸直脚背的"绷足"活动等，都有助于减轻疼痛。

（3）手术治疗后需要注意什么？

①手术后要注意休息，8周内不可负重，必要时可借助拐杖等支具。

②保持伤口清洁干燥，避免接触水等，以防发生感染。

③在医生的指导下进行康复锻炼，但是要避免滑倒及前脚掌着地。

Q: 跟腱炎不治疗能好吗？

大多数跟腱炎如果不进行治疗，是不能恢复的。病情较轻者，保守治疗的效果比较好，但是对于病程超过半年者，一般都需要手术治疗，才能获得理想效果。

Q: 什么时候需要复诊？

无论采用哪种治疗，都要问清楚复查时间，并按时复查。但是如果出现疼痛加重、伤口红肿等情况，要及时就诊。

Q: 日常生活中的注意事项有哪些？

（1）注意休息，避免跟腱负重，尽量不要肩扛、手提或上举重物。

（2）穿合适的鞋子，选择鞋底较厚且柔软的鞋子，可以用后跟垫等来缓解对跟腱的牵拉。

（3）合理运动，运动前做好准备活动，逐渐增加运动量，加强小腿肌肉训练，如踮脚尖等，运动后要适当放松，避免打篮球等剧烈运动，不要在坡道或硬地面上跑跳。

（4）注意保暖，及时添加衣物，不要对着空调或风扇直吹，避免足部受凉、受潮。

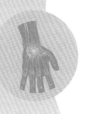

▶ ▶ ▶ 第四章

股骨头坏死

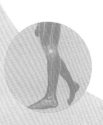

Q: 什么是股骨头坏死?

股骨头坏死我们又叫缺血性股骨头坏死、无菌性股骨头坏死。一般认为是外伤、酒精中毒、长期应用激素等因素破坏了股骨头的血液供应，最终导致了股骨头缺血、坏死这种常见疾病。

股骨头坏死的早期一般没有什么表现，随着病情发展，会出现腹股沟区的疼痛，疼痛可向臀部和膝关节放射，并逐渐加重，有的会影响正常行走，有些患者甚至需要扶拐走路。

如果出现臀部和腹股沟区的疼痛，就要尽快去医院。诊断为股骨头坏死后，如果病变程度较轻，我们一般选择药物治疗、物理治疗等保守治疗方式，如果病情较重，一般就需要进行手术治疗了，比如植骨术、人工关节置换等。

股骨头坏死的治疗比较麻烦，社会上有着大量关于股骨头坏死治疗的虚假信息，一定不要盲目相信，无论是确诊还是治疗，都要选择正规医院。

Q: 股骨头坏死有哪些症状?

（1）髋部不适：股骨头坏死是一个慢性病，开始时可以没有任何症状，或仅有轻度的髋部不适，包括腹股沟或臀部不适。

（2）大腿根部疼痛：在搬、提、扛重物时出现臀部、大腿根部疼痛，还可能只出现大腿前侧或者是膝关节疼痛。疼痛可以是持续性的，也可以是间歇性的，并随着病情进展不断加重，如果两侧都发生了股骨头坏死，疼痛还可以是交替性的。

（3）髋关节活动障碍：早期大腿向身体外侧撇会受到影响，

随着病情进展，髋关节活动明显受限，无法进行大腿向身体内侧撇、弯曲上抬等活动。

（4）行走障碍：股骨头塌陷变形时，会出现走路一瘸一拐，甚至卧床不起，无法走路的情况。

Q: 与股骨头坏死症状相似的疾病有哪些？

股骨头坏死常被误诊为髋关节的其他病变，如骨关节炎、风湿、骨质增生、坐骨神经痛、髋关节结核等，因为这些疾病有相同或相似的症状——髋关节不适或疼痛。如果出现髋关节疼痛等症状，应及时去医院就诊，明确诊断，以免延误治疗。

> **小贴士**：股骨头坏死发现越早，治疗效果越好。早期没有重视，会导致病情加重，影响治疗效果。

Q: 股骨头坏死有哪些危害？

（1）影响正常生活，造成心理创伤

股骨头坏死引起的疼痛，不但会影响走路等日常活动，甚至还能影响患者生活自理能力，造成自卑心理。另外，加上治疗周期长，还可能会使患者变得烦躁、焦虑，再加上较高的治疗费用，在增加家庭负担的同时，也会让患者产生较大的心理压力。

（2）引起严重并发症

如果股骨头坏死得不到及时的治疗，随着病情的加重，可引起髋关节融合或严重脱位，失去关节的功能，不能站立，不能行走和活动，造成伤残。

> **小贴士**：即便发现较晚，病变已经很严重，也可通过髋关节置换恢复行走、活动等功能，以有效提高生活质量。因此，股骨头坏死并不可怕！

Q: 为什么会发生股骨头坏死？

股骨头坏死是指由于股骨头供血不足，引起骨细胞死亡，造成股骨头结构发生病变。目前已经明确的直接致病原因主要有长期大量喝酒、长期糖皮质激素治疗和髋部创伤，创伤一般包括股骨颈骨折、髋臼骨折、髋关节脱位等。另外，局部放射治疗、系统性红斑狼疮、凝血功能障碍等也可能引起股骨头坏死，不过比较少见。

> **小贴士**：长期大量喝酒、长期应用糖皮质激素和髋部曾有创伤的人，应定期进行髋关节检查。

Q: 去医院应该看哪个科？

当你出现了大腿根、臀部、膝关节等部位不适、疼痛时，可以到骨科就诊。

Q: 医生可能会问到哪些问题？

（1）你有哪些症状？有多长时间了？

（2）一直痛吗？有没有下蹲困难？

（3）髋关节有没有受过伤？

（4）有没有长期服用激素药物？

（5）是不是酗酒？

（6）是否有慢性肝炎？

（7）针对这些症状有没有吃过药？吃过什么药？

（8）有没有其他病史、服药史、治疗史、家族史？

Q: 可能会做哪些检查？

医生会根据你的病史和症状，做出初步判断，并通过以下检查进一步确定诊断。

（1）X线检查：可以确定病变的范围，排除骨的其他病变，具有简单、方便、经济和应用范围广泛等优点，是股骨头坏死的基本检查方法。

（2）CT检查：对明确股骨头坏死诊断后塌陷的预测有重要意义，因此CT检查也是常用的方法。

（3）MRI检查：可早期发现骨坏死灶以及关节内的病变，能在X线片和CT片发现异常前做出诊断，是最为敏感、特异程度高的检查。

（4）动脉造影：可以发现动脉异常改变，为早期诊断股骨头缺血性坏死提供依据。

Q: 股骨头坏死是如何分期的?

对股骨头坏死进行分期，可以帮助医生判断病情的严重程度，以及选择合理的治疗方案。用得比较多的是 Ficat&Arlet 分期方法，就是根据 X 线检查的结果将股骨头缺血分为四期，其中第Ⅳ期最严重。

Ⅰ期（软骨下溶解期）：股骨头外形完整，关节间隙正常，但在骨质中可见 1 ~ 2 厘米宽的弧形透明带，构成"新月征"，在股骨头坏死的诊断中有重要价值。

Ⅱ期（股骨头修复期）：股骨头外形完整，关节间隙正常，软骨下骨质密度增高，周围可见点状、斑片状密度减低区阴影及囊性改变。

Ⅲ期（股骨头塌陷期）：股骨头的软骨下骨质不同程度地变平、碎裂、塌陷，股骨头失去了光滑而圆润的外形，软骨下骨质密度增高。

Ⅳ期（股骨头脱位期）：股骨头负重区严重塌陷，股骨头变平，关节间隙变窄，髋臼外伤缘常有骨刺形成。

Q: 常用的治疗方式有哪些?

（1）股骨头坏死可以不做手术吗?

股骨头坏死的治疗方法很多，医生会根据你的病情给出不同的治疗方案，早期症状较轻时可以不做手术，通过生活方式干预和药物治疗。

①减压疗法：对于症状较轻，处于Ⅰ期的股骨头坏死，可以

通过拄拐、卧床休息、以自行车代步等，来缓解髋部的压力，促进股骨头的修复。

②药物治疗：可用低分子肝素、前列腺素等药物，来改善股骨头缺血的状况，控制病情进展，缓解症状。

③物理治疗：对处于Ⅰ、Ⅱ期的股骨头坏死，还可以采用高频电磁场或者体外震波治疗，缓解疼痛，有利于新血管生长，促进骨折愈合。

（2）保留股骨头的手术有哪些？

①髓芯（钻孔）减压术：可以缓解股骨头内的压力，促进股骨头的修复，使疼痛明显减轻，可以推迟人工关节置换的时间。但是，这种治疗方式只适用于早期（Ⅰ、Ⅱ期）股骨头坏死和坏死范围较小的人。

②植骨术：有助于改善股骨头内血液供应，促进坏死组织修复，适用于Ⅱ期和Ⅲ期的股骨头坏死，但是对于长期使用激素引起的股骨头坏死疗效不好。带血管蒂的植骨术，对手术技术要求也相对较高。

③截骨术：可以改变股骨头的承重面，让股骨头的正常软骨承受压力，适用于Ⅱ期的股骨头坏死。但是，截骨术手术技术复杂，如果失败，改做人工关节置换时，会因为股骨形态变化比较大和需要取出固定物，造成关节置换手术难度增大。

（3）什么情况下需要做人工关节置换？

对于疼痛特别严重、关节面塌陷，甚至产生髋关节炎，已经无法正常活动的处于Ⅲ期或Ⅳ期的人，可采用股骨头表面置换手术、人工全髋关节置换手术等人工关节置换术治疗。其中，人工全髋关节置换术是最有效的缓解疼痛、改善髋关节活动功能的手术方法。

（4）股骨头坏死可以用中药治疗吗？

对于Ⅰ、Ⅱ期股骨头坏死，也可以采用中药治疗，以活血化瘀、通络止痛为主，目前已经有淫羊藿、木豆叶等中药制剂，在治疗时医生会根据具体情况，来选择不同的药物。另外，还可以用中药配合手术治疗，有利于提高手术的成功率。

Q: 股骨头坏死能治好吗？

虽然股骨头坏死听上去比较恐怖，而且治疗难度也比较大，还有可能导致残疾，但不会直接影响寿命，如果早期发现、及时治疗，还是有可能治愈的。不过病情程度不同，治疗的效果也会有所差别。如果症状较轻，大部分是能够完全治愈的；如果病情不太严重，经过治疗治愈率也是很高的，可以达到走路不痛、髋关节功能正常；如果病情较重，经过治疗，可以控制病情，缓解疼痛，患者能从事一般劳动，但是还会存在跛行，不能长距离行走。

Q: 治疗后有哪些注意事项？

（1）植骨术后有哪些注意事项？

①手术3周后视情况逐渐坐起，可坐轮椅活动。

②手术3个月内不要站立，以促进植骨愈合。

③出院后遵医嘱复查，根据植骨愈合的情况，决定是否能下地活动。

④手术后需服用预防血栓的药物2周。

（2）截骨术后有哪些注意事项？

①不要长期卧床，如果医生没有特殊交代，手术后 4 ~ 6 小时就可以坐起来（把床头摇起，根据患者情况，调整坐起的高度），第二天就可以坐到床边，这样可以有效减少卧床引起的各种不适，加快恢复进程。

②多喝水，多排尿，注意会阴部卫生，降低尿路感染风险。

③伤口愈合后，每天适当下地活动，根据体力决定每次活动的时间，每次站起来后先等 30 秒，等头不晕、眼不发黑后再走。注意避免摔倒、避免患肢负重。

（3）髋关节置换术后有哪些注意事项？

①髋关节置换术对身体的创伤比较大，在麻醉作用消失后切口会有疼痛的感觉，这时可以在医生的指导下，服用镇痛药物。

②禁止患肢向内收或者向内倾斜，坐位、站立或平躺时都不可交叉腿和膝，比如跷二郎腿、盘腿，避免跪姿，侧卧时双腿间应夹枕头，以保持双腿分开，避免过度内旋造成脱位。

③手术后 3 个月内，尽量不要下蹲捡拾物品，不要在不平整、不光滑的路面行走。

④多喝水，要避免和控制各种感染，患病一侧髋部有不舒服的情况随时来就诊。

Q: 人工髋关节能用多少年？

目前制作的人工关节，如果安装合理，理论上应该有超过 20 年的使用寿命。据统计，90% 以上的人工关节使用寿命可以超过 20 年，加上人工关节的磨损是一个缓慢的过程，所以，也可以理解为，大多数人工关节都能使用 30 年以上。

Q: 治疗后需要复诊吗？

股骨头坏死经过治疗后一定要遵医嘱复查，复查可以了解股骨头的恢复情况，方便医生指导锻炼。另外，如果手术后出现伤口疼痛、发热等症状，或者患病一侧的髋部有不舒服的情况，要及时就诊。

Q: 如何进行康复锻炼？

治疗后，进行合理的康复锻炼，对缓解症状、防止肌肉萎缩、促进康复是至关重要的。治疗方式不同，康复训练的重点也是不一样的。

（1）非手术治疗或手术治疗后卧床期如何进行康复锻炼？

平躺着，抬高患肢，髋关节和膝关节都弯曲 90 度，再放平患肢，每天 200 次，分 3 ~ 4 次完成。用于股骨头坏死非手术治疗和手术治疗的卧床期。

（2）非手术治疗或手术治疗后可以适当负重时如何进行康复锻炼？

①坐位分合法：坐在椅子上，双手放在膝盖上，双脚分开，与肩同宽，双腿同时最大限度地向外、向内活动，每天 300 次，分 3 ~ 4 次完成。

②立位抬腿法：手扶着固定物，保持身体直立，抬高患肢，髋关节和膝关节都弯曲 90 度，使身体与大腿成直角，再放下患肢，每天 300 次，分 3 ~ 4 次完成。用于股骨头坏死非手术治疗

和手术治疗后可适当负重的时候。

（3）非手术治疗或手术治疗后可以完全负重时如何进行康复锻炼？

①扶物下蹲法：手扶着固定物，身体直立，双脚分开，与肩等宽，下蹲后再起立，每天 300 次，分 3～4 次完成。

②内旋外展法：手扶着固定物，双腿分别做向内收、向外伸和划圈动作，每天 300 次，分 3～4 次完成。用于股骨头坏死非手术治疗和手术治疗后可以完全负重的时候。

③辅助锻炼：扶着拐步行或者骑自行车锻炼，每日 2 次，每次 30 分钟。

Q: 日常有哪些注意事项?

（1）得了股骨头坏死是不是必须停用激素类药物？

对正在服用糖皮质激素的人，在可能的情况下，应换用其他西药或改用中医药治疗，同时遵医嘱逐渐减少激素的用量，最终停用。

（2）得了股骨头坏死还能喝酒吗？

长期、大量饮酒会引起血脂升高，发生动脉粥样硬化，影响血液循环，造成股骨头缺血，再加上酒精会损害骨细胞，最终将导致股骨头坏死。如果这时再喝酒，不但会使股骨头坏死加重，还可能诱发其他疾病。所以，得了股骨头坏死，需要戒酒。

（3）日常生活中需要注意哪些方面？

①避免负重：加强髋部保护意识，尽量不要干重活，尤其是患肢不要负重，不要扛、背重物，避免快跑等剧烈活动，以防髋

部扭伤，另外，体型较胖的人，还要控制体重，避免超重。

②改善不良行为习惯：长时间站立、蹲坐以及行走、上下楼梯等，都会影响股骨头的康复，因此生活中要尽量避免久坐、久站及长距离行走。睡觉时，避免长时间压迫患肢。

③优化居住环境：尽量把日常所需的物品放在容易拿到的地方，清理容易使人绊倒的垫子、电线等，卫生间、浴室安装扶手，方便起坐。

④加强心理护理：多与家人朋友交流，克服紧张、恐惧、焦虑的情绪，保持心情舒畅，积极配合治疗。

⑤其他注意事项：准备长把鞋拔子、穿袜器、捡物杆等有利于生活自理的辅助器具，减少不必要的关节过度弯曲。此外，衣物应宽松舒适，并有多个口袋。

Q: 得了股骨头坏死，饮食上有什么要注意的?

（1）合理搭配主食：最好以杂粮、面食、米等为主，但要品种多样，粗细搭配。

（2）戒烟戒酒，忌辛辣食物：应多吃新鲜蔬菜和水果，避免辛辣刺激性食物，忌烟酒，尤其是酒精含量高的烈酒。

（3）少食高脂食物：高脂食物热量高，不但会导致肥胖，增加髋关节负担，还可引起血脂增高，影响血液流速，不利于股骨头的修复。

（4）多吃含钙食物：注意补钙，多摄入牛奶、虾皮等高钙食物，以弥补骨骼中钙质的丢失。

Q: 怎么预防股骨头坏死?

引起股骨头坏死的主要原因有外伤、酗酒及长期大量使用激素，所以对股骨头坏死，应该有针对性的进行预防。

（1）避免外伤：要做好髋部、大腿等部位的保护，避免外伤造成髋关节或股骨病变，减少股骨头坏死的发病概率。

（2）戒酒：酒精可以引起血液循环异常，造成股骨头缺血、甚至坏死；酒精还会造成骨质疏松，引起股骨骨折，进而导致股骨头坏死。所以，一定要戒酒，尤其是长期饮酒的人。

（3）减少或停用激素类药物：尽量不要使用激素类药物，尤其是糖皮质激素，如果必须使用，也要控制剂量和用药时间，以免诱发股骨头坏死。

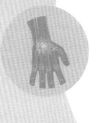
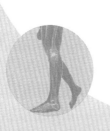
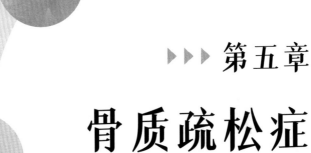

▶▶▶ 第五章

骨质疏松症

Q: 什么是骨质疏松症?

骨质疏松症是由多种原因导致骨密度和骨质量下降、骨微结构破坏，造成骨脆性增加，容易引起骨折的全身性骨病，与年龄、激素水平、遗传疾病、内分泌疾病、饮食、长期用药等因素有关，常常发生于老年人、绝经后的妇女。骨质疏松症的典型症状是腰背痛、身高变矮和驼背，还会增加骨折的风险。

骨质疏松症治疗目的是解除骨痛、增加骨量、降低骨折发生的风险。常用的药物有钙剂、维生素 D、降钙素、雌激素类、二磷酸盐、甲状旁腺激素衍生物等，可以辅以电疗、热疗、紫外线疗法等物理治疗，来缓解症状。如果发生骨折，还需要外科手术治疗。

Q: 骨质疏松症的主要症状有哪些?

（1）骨质疏松症最常见的症状是什么？

骨质疏松症最常见的症状是疼痛，一般在骨量丢失 12% 以上时即可出现骨痛，以腰背痛多见。疼痛沿脊柱向两侧扩散，仰卧或坐位时疼痛减轻，直立时或久立、久坐时疼痛加重，弯腰、咳嗽、用力排便时疼痛会更明显。

（2）骨质疏松症会导致身高变矮、驼背吗？

身高变矮、驼背多在疼痛后出现。脊椎椎体前部负重量大，容易压缩变形，使脊椎前倾，形成驼背，随着年龄增长，骨质疏松症加重，驼背曲度会加大。严重的还会出现椎体压缩，每段椎体缩短 2 毫米左右，身长平均缩短 3 ~ 6 厘米。

（3）骨质疏松症还有哪些伴发症状？

容易发生骨折，驼背严重的还会出现胸闷、气短、呼吸困难等症状。

（4）女性更年期骨质疏松症有哪些表现？

女性在绝经后容易发生骨质疏松，这类女性一般会有骨折病史，另外还可能出现腰背痛、身高变矮、驼背等症状。

Q: 患骨质疏松症的主要原因是什么？

（1）原发性骨质疏松症的病因是什么？

①年龄：骨骺闭合后，随着年龄的增长，骨骼发生退行性病变，骨组织逐渐减少，诱发骨质疏松，这是老年人患骨质疏松症的主要原因。

②激素水平：女性绝经后得骨质疏松症与雌激素低下有关。

（2）继发性骨质疏松症是怎么引起的？

引起继发性骨质疏松症的原因有很多，主要包括以下几个方面。

①遗传、内分泌疾病：成骨不全、性腺功能减退、甲状腺功能亢进、肾上腺皮质功能亢进等。

②血液系统疾病：白血病、淋巴瘤、多发性骨髓瘤等。

③饮食因素：缺钙、缺维生素 D 饮食，酗酒等。

④药物因素：长期使用肝素、甲氨蝶呤、抗癌药、激素类药物等。

⑤其他因素：长期卧床、肾脏疾病、运动功能障碍等。

Q: 骨质疏松症的主要危害是什么?

（1）骨质疏松症最常见的并发症是什么?

骨折是退行性骨质疏松症最常见和最严重的并发症，最常见的骨折部位是髋部、椎体、肋骨、腕部等。尤其是一些老年人，骨折后难以愈合，可能要长期卧床，生活不能自理，很容易出现精神抑郁，严重影响身心健康。脊椎骨折还可能引起胸廓畸形，影响肺功能，出现胸闷、气短、呼吸困难等。如果压迫相应的脊神经，还会引起四肢放射痛、双腿运动障碍、肋间神经痛、胸骨后疼痛等。

（2）骨质疏松症还有哪些危害?

①影响体型：骨质疏松症会引起身高变矮、驼背等，造成体型改变，影响美观。

②影响日常活动：骨质疏松症常常会引起腰背部疼痛、乏力，导致活动不便，影响生活质量。

Q: 去医院应该看哪个科?

如果出现腰背痛、驼背、身长缩短等症状，你可以到医院骨内科或者骨科就诊，如果确诊为骨质疏松症，根据病因不同，可以选择骨内科、骨科或内分泌科治疗。

Q: 医生可能会问到哪些问题?

（1）你怎么了? 有哪些症状?

（2）有没有因轻微的碰撞或跌倒就发生骨裂、骨折的情况?

（3）最近量过身高吗？有没有发现身高变矮？

（4）有没有绝经？（女性）

（5）有没有得成骨不全、性腺功能减退、甲状腺功能亢进、肾上腺皮质功能亢进等疾病？

（6）有没有肾脏疾病、血液系统疾病等？

（7）经常大量喝酒吗？

（8）有没有长期使用肝素或甲氨蝶呤？

Q: 可能会做哪些检查？

（1）为什么要检查骨密度？

骨质疏松症的早期没有明显的症状，骨密度检查是早期诊断骨质疏松的金标准，当骨密度明确时，就可以判断是否存在骨质疏松了。目前应用最广泛的测定骨密度的方法是双能量 X 射线测定法，当骨量低于— 2.5 SD 即可诊断为骨质疏松症。

（2）超声技术测量骨密度有哪些优缺点？

超声技术测量骨密度有无辐射、价廉、便携和容易使用的特点，但只能测量浅表部位骨骼的骨密度，而且精确度较差。

（3）X 线检查有什么用？

X 线检查可以发现骨折以及其他骨骼病变，如骨关节炎、椎间盘疾病以及脊椎前移，还可以发现病情严重患者的骨质减少、骨结构模糊等病变。

Q: 目前常用的治疗方法有哪些？

骨质疏松症的治疗目的为解除骨痛、增加骨量、降低骨折风险。目前，在治疗上还是以药物为主，可以辅以物理治疗，必要时也可以采用手术治疗。

（1）如何去除病因？

①均衡饮食：多吃牛奶、奶酪、虾皮等富含钙质的食物，适当进食鱼肉、鸡蛋等高蛋白食物，避免咸菜、罐头等高盐食物。

②适当锻炼：多进行户外活动，如慢跑、散步等，多晒太阳，但也应该注意防止晒伤。

③合理选择药物：在医生的指导下用药，尽量不要长期使用肝素、甲氨蝶呤等会影响骨代谢的药物。

④其他：戒烟忌酒，防止跌倒。

（2）对症治疗的常用药物有哪些？

对于骨质疏松症引起的骨痛，可以采用布洛芬等非甾体类抗炎镇痛药，来缓解疼痛、改善症状。

（3）治疗骨质疏松症的常用药物有哪些？

①钙剂和维生素 D 有什么用？

钙剂和维生素 D 是治疗骨质疏松症的基础药物。补钙可延缓骨丢失，减少骨折发生；维生素 D 可增加钙、磷吸收，改善骨质量。

②降钙素有什么作用？

降钙素不但能防止急性骨丢失，如手术后长期卧床或者骨折后制动导致的骨丢失，还可以促进骨骼对钙质的吸收，减轻骨痛，提高患者生活质量。目前，临床上常用的人工合成降钙素是鲑鱼降钙素。

③雌激素类药物有什么禁忌证？

雌激素类药物可以抑制骨吸收，但只能用于女性。对于有绝经期症状比如潮热、出汗等及骨质疏松症的妇女，可以在绝经早期开始用，这样收益更大，风险更小。

但对于患有乳腺癌、子宫内膜癌、血栓性疾病、不明原因阴道出血及活动性肝病、结缔组织病的人不能使用雌激素类药物。

④二磷酸盐类药物有什么作用？

二磷酸盐类药物可以有效抑制骨吸收，提高骨密度，降低骨折风险。常用的二磷酸盐有阿仑磷酸、唑来磷酸等。

⑤促进骨形成的药物有哪些？

甲状旁腺激素衍生物、氟制剂、胰岛素样生长因子等都具有促进骨形成的作用，多数人在使用后，可以观察到骨密度的改善。

（4）骨质疏松症可以采用物理治疗吗？

物理治疗可以缓解疼痛，改善血液循环，增加骨密度，目前常用的治疗方法有人工紫外线疗法、日光浴、电疗、磁疗、热疗等。

（5）什么时候需要手术治疗？

只有在因骨质疏松症发生骨折以后，才需外科治疗，根据骨折部位、程度等，可以选择微创手术或者传统手术。

Q: 院外治疗期间的注意事项有哪些？

（1）用药期间有哪些不良反应？出现不良反应怎么办？

有些人服用二磷酸盐类药物后，可能会出现发热、呕吐、头晕、腹痛、溃疡性口炎、消化不良等不良反应，这时可以适当服用止吐药物及胃黏膜保护剂来缓解症状。对于恶心、呕吐严重者，可在医生指导下，将给药方式改为肌内注射。如果出现了消化系统出血就需要及时停药，并到医院就诊。

有些人使用降钙素会出现皮疹、皮肤瘙痒、心绞痛、心律失常、腹部绞痛、头晕等不良反应，这时应该及时停药，并去医院就诊。

Q: 什么时候需要复诊？

对于一般骨质疏松症，遵医嘱，定期复查即可。对于已有骨折等并发症的，一定要按时复查，以免病情加重。另外，如果出现皮疹、皮肤瘙痒、腹痛、发热、呕吐等症状时，需要及时就诊。

Q: 如何预防骨质疏松症？

骨质疏松症很难治好，而且一旦发生骨质疏松性骨折，会导致各种并发症，甚至引起残疾或死亡，所以骨质疏松症的预防比治疗更为重要。

（1）调整生活方式：多吃奶酪、虾皮、牛奶等高钙食物，少吃咸菜、罐头等高盐食物，适当补充蛋白质，忌烟酒；多晒太阳，适当进行户外活动，同时加强自身保护，防止跌倒；少用影响骨代谢的药物。

（2）服用补充剂：补充钙剂和维生素D。补充钙质可以减缓骨丢失，改善骨矿化；维生素D能促进钙的吸收，改善身体稳定性，有助于降低骨折风险。

Q: 日常生活中的注意事项有哪些？

（1）得了骨质疏松症，在饮食上要注意什么？

①摄入富含钙质食物：均衡饮食，进食足够富含钙质的食物，如牛奶、酸奶、奶酪、豆制品、芹菜、杏仁、虾米皮等。

②补充维生素 D：维生素 D 有助于钙质的吸收，动物肝脏、蛋黄、海鱼、鱼肝油、蘑菇等都含有丰富的维生素 D。

③适量进食肉类：每天进食 200 克左右瘦肉、鱼肉等，充足的蛋白质可促进钙的吸收和储存。

④减少盐的摄入：尽量少吃咸菜、腊味、罐头等高盐食品。

⑤忌酒：酒精会加速骨质流失，加重骨质疏松症，所以，得了骨质疏松症，一定要忌酒。

（2）得了骨质疏松症，日常应注意什么？

①积极锻炼：多进行慢跑、散步等户外运动，不仅有利于钙质吸收，而且还可以增强肌肉力量，有助于提高抗骨折的能力。另外，还有助于改善血液循环，提高骨密度。但是要避免登山、球类运动等，以免跌倒引起骨折。

②改善居住环境：保持室内清洁，避免地上杂物过多，地板应防滑，室内要明亮。

③多晒太阳：晒太阳有利于钙质吸收，但应注意眼睛等敏感部位的防晒。

④保持良好心情：保持心情舒畅，不要有过大的心理压力，以免影响正常代谢。

Q: 对于骨质疏松症有哪些认识误区？

很多人认为，喝骨头汤可以补钙，有利于骨质疏松症的预防和治疗。但是骨头汤中的钙质，大多是以钙盐的形式存在的，而人体是不能直接吸收钙盐的。所以，通过喝骨头汤来补钙，是行不通的。

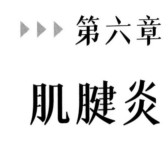
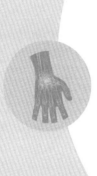
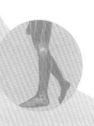

▶▶▶ 第六章

肌腱炎

Q: 什么是肌腱炎？

肌腱是骨骼肌两端的索状致密结缔组织，便于肌肉附着和固定，可以带动关节运动，使肌肉产生收缩功能。肌腱炎是指肌腱发生了无菌性炎症，一般由过度劳损或者肌肉力量差等因素引起。根据发生部位不同，可以分为跟腱炎、肱骨外上髁炎、肱骨内上髁炎、腘肌肌腱炎等。

肌腱炎可以引起足跟、肘部等发病部位的疼痛，一般轻微活动就会出现剧烈疼痛。有些人还会出现相应关节的肿胀、僵硬，关节的运动功能受到影响，甚至会有摩擦感。随着病情发展，可能还会有无力感，比如提东西时会掉落。

目前对于腱鞘炎的治疗，首先是要加强休息，然后根据病情可采用非甾体类抗炎药或类固醇激素等缓解疼痛，也可以辅以热敷、按摩等物理治疗，促进血液循环，改善症状。对于保守治疗效果不好的，还可以采用手术治疗。经过及时、合理的治疗，多数人都能恢复正常活动。

Q: 肌腱炎的主要症状有哪些？

肌腱炎多发于肩关节、肘关节、膝关节、足跟等部位，可以引起这些部位的疼痛，即使是轻微的活动也会造成剧烈疼痛。发生肌腱炎的关节还会出现肿胀，并伴有关节僵硬，关节的运动功能会受到影响，有些人在活动时还会有摩擦感。随着病情发展，可能还会有无力感，甚至提东西时会因为用不上力气而掉落。

> **小贴士**：腱鞘炎也会出现患处的疼痛、肿胀、僵硬，活动会受到影响等表现，通过症状不能准确进行区分，所以要及时到医院进行检查、确诊。

Q: 为什么会患肌腱炎？

肌腱炎一般由关节的长期反复活动或过度劳损引起。另外，肌肉力量差、运动装备差或场地不合适等也会增加得肌腱炎的风险。

Q: 肌腱炎有什么危害？

（1）引起活动功能障碍

肌腱炎会造成发病部位关节僵硬，影响运动功能，患者活动会受到限制，例如，跟腱炎会影响正常行走、跑步等活动。另外，肌腱炎引起的疼痛还会影响睡眠等日常活动。

（2）引起其他疾病

肌腱炎如果不进行治疗，还可能会出现肌腱断裂，造成永久性损伤。

Q: 去医院应该看哪个科？

当你出现关节部位疼痛、活动不灵活等症状时，应该及时到骨科或者外科就诊。

Q: 医生可能会问到哪些问题？

（1）你怎么了？哪不舒服？

（2）这种情况有多久了？

（3）最近有变严重吗？

（4）受过外伤吗？

（5）平时有什么爱好？喜欢什么运动？

（6）您是从事什么工作的？

（7）进行过相关治疗吗？怎么治的？有效果吗？

Q: 可能会做哪些检查？

如果你因为患病部位疼痛、肿胀等来医院就诊，一般会先做体格检查，通过触诊可以确定疼痛部位、性质和范围，而且一些疼痛部位的抗阻力试验阳性，是有助于肌腱炎的诊断的。

为了明确病变情况并排除其他疾病，一般还要做影像学检查。X 线检查可以排除其他骨和关节相关的疾病，也能看到钙化的肌腱；B 超可以查看是否有积液、囊肿或者肌腱断裂，而且操作比较方便，价格容易接受。MRI 可以清楚地显示肌腱断裂等病变情况，但缺点是费用比较高。

Q: 目前常用的治疗方法有哪些？

（1）常规治疗包括哪些？

急性损伤期可以冰敷疼痛部位，以缓解症状。急性期过后，可以采用制动的方法，让肌腱得到休息，比如上肢的肌腱炎，可以使用支具或石膏将肢体固定于合适的位置，缓解肌肉紧张。另外，还可以用弹力绷带包扎，减轻水肿。

（2）药物治疗有什么作用？

肌腱炎可以使用布洛芬等非甾体类抗炎药，来缓解疼痛。疼痛严重的，还可以局部注射类固醇激素等药物（俗称打封闭），控制炎症、减轻疼痛。但是不要反复多次注射类固醇，以免造成肌腱强度下降，引起肌腱断裂。

（3）理疗有什么作用？

按摩、热疗（包括热水浸泡、熏蒸、远红外等）可以提高体温、促进血液循环，有利于缓解疼痛。比如肌腱炎发生在膝盖部位，可以用温湿的毛巾热敷，能明显改善症状。

（4）什么情况下需要手术治疗？

对于保守治疗效果不好或症状持续加重者，可以考虑手术治疗，根除疼痛来源，最大程度上恢复运动功能，但缺点是创伤大，恢复期长。

Q: 治疗后的注意事项有哪些?

（1）服药期间会出现哪些不良反应？应该怎么办？

非甾体抗炎药会引起上腹部不适、隐痛，并伴有恶心、呕吐、腹胀、食欲减退等不适。对于不良反应比较轻的，可以服用枸橼酸铋钾等保护胃黏膜的药，如果出现了消化系统出血，就要及时停药，去医院就诊了。

> **小贴士：** 为了尽量减少不良反应，一定要避免频繁以及重复用药，不能同时使用两种或多种非甾体抗炎药。

（2）打封闭针后需要注意什么？

①避免高强度的运动：在打过封闭针之后，患病部位尽量避免做高强度的运动，以免加重疼痛，影响药物吸收。

②保持打针处皮肤清洁：打针的地方不能碰水，还要勤换衣物，保持个人卫生，避免发生感染。

③饮食：在饮食上还要远离那些油腻辛辣的刺激性食物，多吃富含维生素 C 的新鲜蔬菜和水果，比如芹菜、番茄、白菜、猕猴桃、橙子、苹果等促进伤口尽快愈合。

（3）术后需要注意什么？

手术以后需要静养，早期不能做剧烈活动、不能搬提重物，因为手术早期肌腱局部还是水肿，如果过早活动，很有可能会影响手术治疗效果，并且引起反复发作。

Q: 什么时候需要复诊？

手术治疗后，一定要与医生商定复查时间，并按时复查。治疗后，如果症状没有缓解，或者出现疼痛加重或不能活动等情况，要及时就诊。

Q: 日常生活中的注意事项有哪些？

（1）平时工作或活动时，要注意方法，尽量避免过度用力以及患病部位的长期反复活动，比如得了高尔夫球肘，就不要提太重的东西了，以免过度劳累，引起症状加重或复发。

（2）避免需要活动患处关节的剧烈运动，比如得了网球肘，就不要再打网球、羽毛球了；另外，运动前还应该做好热身活动。

（3）注意患处保暖，及时添加衣物，不要长时间处于寒冷、潮湿的环境中。

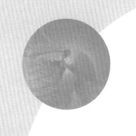

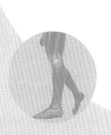

▶▶▶ 第七章

肩峰撞击综合征

Q: 什么是肩峰撞击综合征?

肩峰撞击综合征又称肩峰下撞击综合征、肩袖撞击综合征，是指当手臂上举或内旋时，在肩峰下的间隙产生疼痛的病症的总称，是肩关节最常见的慢性疼痛性疾病。10～60岁人群都可能发病，但是一般羽毛球运动员、油漆工等比较多见。

肩峰撞击综合征的发生多与长期过度使用肩关节有关，如长时间伏案工作、打羽毛球、擦窗等。另外，肩关节不稳、肩袖肌肉力量下降也可以引起肩峰撞击综合征。

肩峰撞击综合征的主要症状是肩关节外侧疼痛，尤其是在夜间或受到挤压时疼痛会更加明显，随着病情发展会出现肩关节无力、活动受到影响等症状。

早期肩峰撞击综合征可以进行保守治疗，其中物理治疗可以促进血液循环，缓解肩关节僵硬、疼痛的症状；非甾体抗炎药能消除水肿，缓解疼痛。对于保守治疗无效的，还可以进行手术治疗，而且目前手术治疗的效果也较好。

Q: 肩峰撞击综合征有哪些症状?

（1）肩关节外侧疼痛：肩峰撞击综合征早期会出现肩关节外侧疼痛，在肩关节外展、夜间或者侧躺着患病肩膀受压时，疼痛会更明显，但是肩关节如果是被动外展，一般不会有明显的疼痛。

（2）肩关节无力：随着病情发展，因为疼痛加重或肩袖损伤，肩关节外展或内收时，会有明显的无力感。

（3）肩关节活动受限：病程比较长的，在肩关节外展或手臂

（胳膊）向后伸时，可能会感到肩关节被"卡住了"，手臂不能再继续上举或后伸，有时还会听到骨头的摩擦音。疾病发展到后期，梳头都会感到困难。

> **小贴士**：肩关节外展是指手臂由身体外侧向上抬起的动作。

Q: 与肩峰撞击综合征症状相似的疾病有哪些？

肩峰撞击综合征与肩关节周围炎、肩袖损伤、肱二头肌长头腱鞘炎等疾病的症状都比较相似，在手臂从身体外侧向上抬起时，都会出现肩部疼痛，肩关节活动受到影响，所以仅仅根据症状是不能做出准确判断的，这时一定要及时到医院就诊，以便明确诊断。

Q: 为什么会得肩峰撞击综合征？

肩关节长期过度做上举或外展活动，比如打羽毛球，擦窗、高处取物、伏案工作等，会使肩峰下滑囊发炎退化，肩峰增生变形，间隙减小，肩峰和肩袖发生撞击，引起肩袖肌腱损伤，出现肩关节的疼痛和活动障碍，引发肩峰下撞击综合征。另外，肩关节不稳、肩袖肌肉力量下降也可以引起肩峰撞击综合征。

Q: 肩峰撞击综合征有什么危害？

（1）影响睡眠：肩峰撞击综合征引起的疼痛，在夜间和侧卧肩部受压时会加重，可影响正常睡眠。

（2）影响肩关节活动：肩峰撞击综合征可以引起肩部疼痛、无力等不适，影响肩关节活动，病情严重的患者，甚至不能系安全带、梳头、伸手取头顶上的东西等，给日常生活带来极大不便。

（3）肩袖损伤：随着撞击时间延长，不仅肩峰下滑囊被严重挤压发炎，肌腱也会逐渐被磨断，造成肩袖撕裂，加重病情。

Q: 去医院应该看哪个科？

当出现肩膀疼痛、活动受到影响时，你可以到骨科或者外科就诊，部分医院分科比较细，你也可以到关节外科、运动医学科就诊。

Q: 医生可能会问到哪些问题？

（1）哪里不舒服吗？

（2）是从什么时候开始的？

（3）是一直痛还是在做一些活动时才会痛？晚上会加重吗？

（4）手臂从体侧向上举起时会痛吗？举到什么位置会痛？

（5）有没有受到过外伤？

（6）你是做什么工作的？平时有什么体育爱好吗？

（7）有没有做过相关的检查？

（8）进行过治疗吗？有好转吗？

Q: 肩峰撞击综合征常见的检查有哪些？

（1）体格检查可以发现哪些问题？

体格检查主要包括肩部触诊、疼痛弧试验、肩部撞击试验等。触诊可以发现肩关节外侧疼痛，在疼痛弧试验中，肩关节主动外展时，在一个特定的弧度范围内，会引起肩部疼痛；肩部撞击试验阳性是肩峰撞击综合征特有的，有利于与其他肩部疾病相鉴别。

（2）肩峰撞击综合征需要做影像学检查吗？

为了明确诊断，进一步区别肩峰撞击综合征与其他肩部疾病，还需要借助影像学检查。X线检查可以显示肩峰、肱骨大结节病变，排除肩峰下钙盐沉积、盂肱关节炎等疾病，有助于确诊。另外，关节造影术、MRI检查可以发现肩袖断裂，明确病变程度，并有利于肩峰撞击综合征与肩袖损伤的鉴别。

Q: 常见的治疗方法有哪些？

（1）肩峰撞击综合征的保守治疗方法有哪些？

①物理治疗：在损伤发生24小时内先冷敷，24小时后可以热敷，并适当进行按摩、蜡疗等，以促进血液循环，缓解疼痛。

②药物治疗：早期和急性发作期可以用三角巾或者吊带对肩部进行固定，减少活动，并在肩峰下间隙注射利多卡因等药物，能明显止痛；口服萘丁美酮等非甾体类消炎镇痛药，能促进水肿消退、缓解疼痛。

③适度活动：在药物治疗、物理治疗使症状减轻后，可以开始做手臂前后摆的动作，1周后可以练习手臂上举。

> **小贴士**：保守治疗的时限为 12 ~ 18 个月不等，
> 但是一般建议保守治疗的时间不应该少于 6 个月。

（2）肩峰下撞击综合征可以手术治疗吗？

手术治疗适用于保守治疗失败的人，手术包括肩峰下减压和肩袖修复两部分。肩峰下减压术，包括清理有炎症的肩峰下滑囊，切除喙肩韧带、肩峰的前下部分和肩锁关节的骨赘甚或整个关节，消除撞击因素。另外，如果病情较重，发生了肩袖断裂，还可以采用肩袖修复手术进行治疗。

Q: 治疗后的注意事项有哪些？

（1）注意休息：避免肩关节过度活动，手臂上抬不要超过肩关节，如用手拿取高于头顶的物品等。

（2）适当锻炼：每日要进行 3 ~ 5 次肩关节活动，比如弯曲手臂并在身体前慢慢抬起，但是范围不要过大，以不感到疼痛为宜，还可以借助器械或家人帮助活动，防止肩关节粘连。

（3）生活护理：在活动不便时（如穿衣、梳头等），家人要给予帮助。

Q: 肩峰撞击综合征术后如何进行康复锻炼？

术后康复锻炼对于肩峰撞击综合征的恢复是非常重要的，手术后通常需要 3 ~ 9 个月才能康复。

（1）手术后 1 周内，可以进行握拳训练，即主动缓慢地握拳到极限，再缓慢伸开手指，到感觉累了再休息，每天反复练习。

（2）手术 1 周后开始肩关节锻炼，比如前平举训练，即肘部弯曲呈直角，手臂在体前抬起，感到疼痛时就不要再继续向上抬了，同时注意不要耸肩，并在这个位置保持 2 分钟，然后放下休息 5 秒，连续 10 次为 1 组，2 ~ 3 组 / 日。

（3）手术 3 ~ 6 周要进一步加强肩关节锻炼，可以进行爬墙练习，面墙站立，患侧手扶墙面，手指向上攀爬，循序渐进。每次 10 ~ 20 个往返，每天 3 ~ 5 次。

（4）手术 6 周后，可以在专业医生指导下进行肌肉的康复训练，逐渐扩大肩关节的活动范围，使肩关节主动活动度逐步恢复。

Q: 肩峰撞击综合征需要复查吗？

药物治疗期间或手术后，要根据医嘱定期复查；但是如果症状没有缓解，或者出现疼痛加重、无法正常活动等情况，要及时到医院就诊。

Q: 肩峰撞击综合征能治好吗？

肩峰撞击综合征如果能早期确诊并得到正确治疗，多数患者恢复情况会比较好。但是对于肩袖损伤严重，延误治疗的，肩关节功能会受到损伤，恢复起来会比较缓慢。

Q: 在日常生活中要注意什么？

（1）保护关节：在日常生活中避免搬提、推举重物，尽量避免肩关节外伤，而且受伤后也要及时治疗。

（2）合理运动：避免肩关节长时间处于一个姿势（如长时间伏案工作等），或者重复某个动作（如打羽毛球、网球、篮球等），可以选择散步、慢跑等活动，但是运动前要充分热身，以免受伤。

（3）肩部保暖：根据气候变化，要及时添加衣物，不要长时间处于潮湿、寒冷的地方，尤其是在睡觉时，肩膀不能受风、受凉。

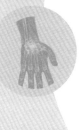

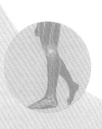

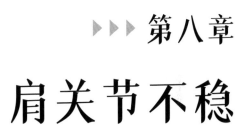

▶▶▶ 第八章

肩关节不稳

Q: 肩关节不稳有哪些症状?

（1）肩部疼痛：肩关节不稳可以引起肩部疼痛或钝痛，在运动或者搬提重物时疼痛会加重。

（2）肩关节失稳：在肩关节上举或外展到某一角度时时，肱骨头从肩胛盂中脱出，出现肩"滑进滑出"的感觉，病情严重时，即使轻微活动，也可能引发肩关节脱位。

（3）弹响感：活动肩关节时，会听见弹响。

（4）关节无力：多数人肩部、手臂（胳膊）会有疲劳及乏力感，不能较长时间提举重物，少数会出现肩周围麻木感，关节活动受限。

Q: 与肩关节不稳症状相似的疾病有哪些?

肩关节不稳与肩周炎、肩峰撞击综合征、肩袖损伤等疾病，都会有肩部疼痛、无力、活动不便等症状，仅仅根据这些症状并不能做出准确判断，所以要及时到医院就诊，以便明确病情，及时治疗。

Q: 为什么会得肩关节不稳?

肩关节不稳的发病原因有很多，一般常由反复肩上举活动造成，多见于从事游泳、投掷、体操等运动的人群。肩部创伤（如肩关节脱位、肩袖肌肉损伤等）也可以引发肩关节不稳。另外，先天性肩关节发育不良、特发性肩关节松动症等，也会引发肩关节不稳。

Q: 肩关节不稳有什么危害?

（1）影响美观：肩关节不稳造成的脱位、肌肉萎缩等，可以引起肩部畸形，影响美观。

（2）运动障碍：肩关节不稳可以引起疼痛，影响肩关节及手臂功能，造成不能上举、无法搬提重物等，给日常生活和工作造成不便。

（3）引起其他并发症：肩关节不稳不但会引起肩峰下撞击综合征，还会造成脱位，增加对关节软骨和关节周围组织的损害，造成相关软骨和骨质结构的破坏，使肩关节骨性关节炎提前出现，造成不可逆的损伤。

> **小贴士**：当肩关节发生疼痛、脱位时，要及时到医院就诊，明确病情，及时治疗。

Q: 去医院应该看哪个科?

当出现肩关节疼痛、反复脱位、活动受限等症状时，你可以到骨科、关节外科、运动医学科就诊。

Q: 医生可能会问到哪些问题?

（1）哪里不舒服?

（2）疼痛有多久了?

（3）活动、运动时疼痛有没有加重?

（4）除了疼痛，肩膀还有哪些不舒服的感觉？

（5）肩膀有没有受过伤？

（6）你是做什么工作的？

（7）有哪些体育爱好吗？

（8）以前肩关节发生过脱臼吗？有没有到医院处理？

（9）有没有接受过治疗？效果怎么样？

（10）最近有服用药物吗？

Q: 常见的检查方法有哪些?

当你出现肩部疼痛、关节脱位等症状到医院就诊时，医生可能会进行体格检查、影像学检查和其他重要的检查，来帮助确诊。

（1）体格检查可以发现哪些问题？

①负荷试验、前后抽屉试验、凹陷征可以了解肩关节的松弛程度。

②恐惧试验、复位试验、加强试验、撤力试验是常用的评估肩关节稳定性的方法，如果试验结果为阳性，则提示可能为肩关节不稳。

③麻醉下体检是最有效的非侵害性检查手段，敏感性和特异性都很高，适用于肌肉发达、症状典型、但体检和 X 线检查不能确诊的人。

（2）影像学检查的作用有哪些？

通过 X 线拍摄关节不同方位的平片，可以检查关节是否有脱位，排除骨骼病变和缺损。关节造影可以发现"雪帽征"，这是肩关节不稳最典型的表现。CT、MRI 精确度更高，不仅可以排除微小的骨骼病变，还能发现韧带、肌肉等软组织损伤，有利于与肩袖损伤的鉴别诊断。

（3）还需要做其他检查吗？

①关节镜检查：是诊断肩关节不稳的重要方法，可以直接观察到肩关节内病理改变及脱位的方向，与麻醉下体检相结合，有助于病变轻微、难以确诊的肩关节不稳的诊断。

②肌电图检查及肩关节运动解析方法：对麻痹所致的肩关节不稳定有诊断价值，对特发性肩松动症及肩袖间隙分裂的诊断有一定参考意义。

Q: 肩关节不稳的治疗方法有哪些？

（1）肩关节不稳可以采用保守治疗吗？

对于肩部疼痛比较轻、活动受影响不严重的，可以采用保守治疗，重点是加强肩袖和肩关节周围肌群的力量，可以进行划桨、耸肩、胳膊向前、向上推压等动作，来锻炼肩关节周围的肌群。保守治疗不会对软组织造成进一步破坏，对随意性、非创伤性及多向性肩关节不稳效果较好。

对于肩关节急性脱位的，明确诊断后应尽快复位，如果疼痛严重，可以口服非甾体消炎药，如尼美舒利、吡罗昔康、布洛芬等。

（2）肩关节需要进行手术治疗吗？

对于保守治疗半年无效的或者复发性关节脱位、创伤性关节前脱位和伴有病理损伤的，可以进行手术治疗。

开放式手术：①肩胛下肌缩短术和关节囊成形术，通过限制肩关节外旋动作，防止肩关节脱位；②Bankart手术，主要用于修复盂唇部损伤，恢复肩关节正常结构，用于肩关节前方不稳的治疗；③骨－喙突阻挡手术适合有肩胛盂骨性缺陷者。

关节镜下手术：适用于没有严重骨缺损和难修复的关节囊撕裂或破裂的患者，关节镜下手术不会对运动功能造成太大影响，而且容易康复，目前在治疗肩关节后方不稳中的应用越来越多。

Q: 肩关节不稳能治好吗？

肩关节不稳经过早期诊断、早期治疗及合理的康复锻炼，一般恢复较好。但是如果肩关节反复脱位，没有及时接受治疗，肩关节会出现永久性损伤。

Q: 治疗期间有哪些注意事项？

（1）制动：治疗期间注意休息，减少肩关节活动，不要搬提重物。

（2）生活护理：活动不便时，家人要在穿衣、梳头等生活细节方面给予帮助。

（3）避免过度用力：多吃富含纤维素的蔬菜、水果等食物，保持大便通畅，避免过度用力。

（4）情绪稳定：保持情绪稳定，避免情绪激动和紧张。

Q: 手术后应该如何进行康复锻炼？

（1）术后前期该怎么进行康复锻炼？

①麻醉消退后，可以进行一些手指和腕关节的活动，卧床时

于手术一侧的手臂下垫枕头，使手臂保持稍前屈位（体侧稍前位置），减轻疼痛。

②手术后 3～4 天，可以进行耸肩练习、扩胸练习、含胸练习，所有训练都以不增加肩膀疼痛为前提。

③手术后 1 周，可以进行摆动练习，即在三角巾和健侧手的保护下摆动手臂，先前后摆动，适应后再左右摆动。

（2）术后中期该怎样进行康复锻炼？

①手术后 4～6 周可以进行外旋肌力练习，即坐位，手臂弯曲呈 90 度，健侧手握紧患侧手腕，健侧向内患侧向外对抗用力，采用无痛角度，不真正引起动作。在不增加肩部疼痛的前提下，30 次／组，组间休息 30 秒，连续进行 2～4 组。

②手术后 6～8 周可以进行激励练习，主动屈伸肘关节，开始关节活动度练习，如抱头练习，即双手抱于头后，靠墙站立，向后张开两肘，尽量使肘部触及墙面，感到疼痛时停止 2～3 分钟，待疼痛减轻后继续加大角度。

（3）术后后期该怎样进行康复锻炼？

①手术后 8～12 周开始强化关节活动度和肌力训练，开始肩关节各方向抗阻练习，并逐渐增加负荷。以绝对力量的练习为主，可以进行划船和游泳动作的练习，选用中等负荷（完成 20 次动作即感疲劳的负荷量），20 次／组，组间休息 60 秒，连续练习 2～4 组，至疲劳为止。

②手术后 4～6 个月，可以借助哑铃等进行肩关节和上肢抗阻练习。但是不能进行对抗性训练及投掷、单杠、双杠、吊环、投篮和扣球等训练。

Q: 出现哪些症状时应该及时复查?

治疗后，要遵医嘱定期复查。但是如果经治疗症状没有缓解，或者出现了肩关节疼痛加剧、关节脱位等情况，要及时到医院就诊。

Q: 在日常生活中要注意什么?

（1）合理运动：可以选择慢跑、太极拳、八段锦等运动方式进行锻炼，治疗后半年内不要进行剧烈的运动，如打篮球、网球、摔跤等运动，运动前充分热身，避免运动损伤。

（2）保护肩关节：不搬提重物，肩关节受到外伤后，要及时到医院就诊。

（3）注意保暖：根据天气变化，及时增添衣物，不要长时间处于寒冷、潮湿的环境，尤其是在睡眠时不要让肩膀受风、受凉。

Q: 关于肩关节不稳有哪些误区?

（1）肩关节不稳就应该卧床休息，一动不动。

肩关节不稳疼痛时要卧床休息，但是在疼痛缓解、关节复位后应该在医生指导下进行耸肩、扩胸等锻炼，以防肩关节粘连，促进肩关节功能恢复。

（2）肩膀疼，贴上膏药就好了。

贴膏药会缓解疼痛，但是也会掩盖疾病的症状，使疼痛的根源不能得到很好的治疗，造成原有疾病逐渐发展并加重。所以当发生肩部疼痛时，最好到医院进行检查，明确病因后再进行治疗。

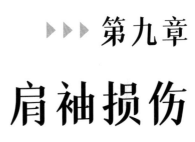
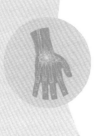
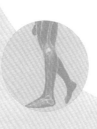

▶▶▶ 第九章

肩袖损伤

Q: 肩袖损伤的典型症状有哪些?

（1）肩部疼痛：受伤前肩部一般无症状，伤后肩部出现疼痛，第 2 天疼痛加剧，持续 4 ~ 7 天。损伤早期为持续性、剧烈疼痛，损伤后期多为钝痛，肩关节活动时疼痛加剧，有明显的疼痛弧，夜间疼痛也会加重，侧卧时不能压到患病一侧。

（2）肩关节活动障碍：肩袖损伤后，肩关节功能受到影响，损伤严重的会造成抬举无力，表现为不能自行抬高手臂（胳膊），需他人协助才能完成手臂动作。

> **小贴士**：患侧手臂伸直，由体侧抬起到 60 度时疼痛较轻，被动抬起至 60 ~ 120 度时，疼痛较重，当上举超过 120 度时，疼痛又减轻，且可自动继续上举。我们将 60 ~ 120 度这个范围称为"疼痛弧"。

Q: 肩袖损伤和肩周炎有什么不同?

肩袖损伤与肩周炎都会表现出肩部疼痛、活动受限的症状。肩袖损伤引起的肩部疼痛有明显的疼痛弧，而且在夜间会加重，另外还会造成手臂上举无力，主动抬举活动受限。肩周炎以肩部疼痛、僵硬为主要症状，造成肩关节向各个方向活动主动、被动活动都受到影响，但是没有明显的疼痛弧、手臂上举无力等表现。

Q: 为什么会得肩袖损伤?

需要肩关节极度外展的反复运动（如棒球、仰泳和蝶泳，举重，球拍运动），使肩袖长期遭受肩峰下撞击、磨损而发生退变，这是发生肩袖损伤的主要原因。另外，肩部受到撞击等外伤，也是发生肩袖损伤的主要原因之一。

Q: 肩袖损伤有哪些危害?

肩袖损伤引起夜间疼痛加重，不能卧向患侧，会影响睡眠质量。肩袖撕裂以后，不仅会引起肩部疼痛，还会影响肩关节活动度，使肩部、手臂活动受限，尤其是肩袖大范围撕裂，会造成主动抬、举手臂都受到限制，影响正常活动，给生活和工作造成不便。

Q: 去医院应该看哪个科?

当出现肩部疼痛、活动不灵活等症状时，你可以到骨科、外科、关节外科或运动医学科就诊。

Q: 医生可能会询问哪些问题?

（1）哪里不舒服？

（2）疼痛有多久了？从什么时候开始的？是一直痛吗？

（3）活动的时候疼痛会加重吗？

（4）晚上疼痛会更严重吗？

（5）你是做什么工作的？是不是经常提重物？

（6）肩膀有没有受过外伤？

（7）平时有什么体育爱好吗？

（8）有没有做过相关的检查？

（9）有没有进行过治疗？治疗效果怎么样？

Q: 常见的检查方法有哪些?

当你因为肩部疼痛、活动受限或者肩部外伤等来医院就诊时，医生为了明确病情，可能需要进行体格检查和必要的影像学检查。

（1）体格检查可以发现哪些问题？

体格检查可以明确肩部疼痛区域，确定有没有"疼痛弧"，观察主动、被动活动受影响情况，对病情有一个评估。另外，如果有外伤史，体格检查可以帮助医生对损伤情况做出初步判断。

（2）影像学检查有哪些项目？

为了明确诊断，区别肩袖损伤与其他肩部疾病，还需要进行影像学检查。MRI 检查可明确肌腱损伤部位和严重程度，对诊断具有较高的价值。通过 X 线检查可以判断肩峰形态是否正常，并排除肩关节骨性病变。B 超、关节镜造影可以发现肩袖水肿、增厚，显示肩袖断裂，是诊断肩袖损伤常用的检查方法。

Q: 常见的治疗方法有哪些?

（1）肩袖损伤的保守治疗有哪些？

①休息、制动：当肩部发生剧烈疼痛时，要立即停止活动，卧床休息，可以用三角巾悬吊的方法，固定住患病一侧的手臂，等疼痛缓解后，再进行适当活动。

②药物治疗：以舒筋活络止痛为目的，可以口服洛索洛芬钠

等非甾体抗炎药。疼痛剧烈的，可以使用 1% 利多卡因加糖皮质激素，进行关节腔内注射，有很好的止痛效果。

③物理治疗：损伤后 24 小时内可以选择冰敷，之后可以进行热疗、电烤灯或局部按摩，来缓解疼痛。

（2）肩袖损伤需要手术治疗吗？

对于肩袖撕裂严重或经保守治疗无效的，需要进行手术治疗，包括传统的切开手术和关节镜下肩袖重建术。由于开放性手术创伤比较大，只有少数情况下才使用。目前常用的是关节镜下手术，利用关节镜可以对肩袖撕裂大小、肌腱质量、肌腱的活动性进行可靠的评估，还可以直接在关节镜下修复部分肩袖撕裂和中等大小以下的全层撕裂。

Q: 肩袖损伤能治好吗？

肩袖损伤能不能自愈，与损伤的程度有着直接关系，如果是轻微损伤，在充分休息后是由可能自愈的，但是这种情况相对比较少。所以，确诊肩袖损伤后，一定要在医生的指导下进行治疗，以免延误时机，影响治疗效果。

对于不严重的肩袖损伤，经过及时治疗，肩关节可以恢复得比较好。对于撕裂范围比较大、保守治疗无效的肩袖损伤，经过手术和术后物理治疗、康复治疗，肩关节功能也能得到大部分恢复或部分恢复。

Q: 治疗期间的注意事项有哪些？

（1）充分休息：注意休息，不要搬提、推拉或扛重物，手术后 3 个月内不要参加体育运动。

（2）合理用药：遵医嘱，按时、按量服用药物，不要自己增减药量或停止服药。

（3）生活护理：活动不便时，家人要在穿衣、梳头等生活细节方面给予帮助。

（4）情绪稳定：要保持乐观的情绪，有利于疾病的恢复。

Q: 肩袖损伤术后康复锻炼该怎样进行?

无论是哪种手术方式，术后都需要进行康复锻炼，通常需要 12 周的康复时间。

（1）手术后 1 周内，可以进行握拳训练，即主动缓慢地握拳到极限，再缓慢伸开手指，到感觉累了再休息，每天反复练习。

（2）手术 1 周后开始肩关节锻炼，比如前平举训练，即肘部弯曲呈直角，手臂在体前抬起，感到疼痛时就不要再继续向上抬了，同时注意不要耸肩，并在这个位置保持 2 分钟，然后放下休息 5 秒，连续 10 次为 1 组，2 ~ 3 组 / 日。

（3）手术 3 ~ 6 周要进一步加强肩关节锻炼，可以进行爬墙练习，面墙站立，患侧手扶墙面，手指向上攀爬，循序渐进。每次 10 ~ 20 个往返，每天 3 ~ 5 次。

（4）手术 6 周后，可以在专业医生指导下进行肌肉的康复训练，逐渐扩大肩关节的活动范围，使肩关节主动活动度逐步恢复。

Q: 出现哪些症状时应该及时复查?

肩袖损伤治疗后，需要遵医嘱定期复查。但是如果经治疗症状没有缓解，或者出现肩部疼痛加剧等情况，要及时到医院就诊。

Q: 在日常生活中要注意什么？

（1）适当锻炼·可以选择慢跑、八段锦等运动，尽量避免网球、羽毛球、篮球等剧烈运动，运动前要充分热身。

（2）保护肩部：尽量避免搬提、扛拉重物，当肩部受到碰撞、挤压、拉扯、扭伤时，可以先进行冰敷止痛，并及时到医院就诊。

（3）注意保暖：根据天气变化，及时增添衣物，不要长时间处于寒冷、潮湿的环境，尤其是在睡眠时，不要对着风扇、空调吹，以免肩膀受风、受凉。

Q: 关于肩袖损伤有哪些误区？

（1）肩袖损伤不需要做手术，忍一忍就过去了。

虽然轻度的肩袖损伤通过对症治疗就可以缓解，不需要进行手术，但是如果损伤较重、肩袖完全撕裂，或经保守治疗 3 ~ 6 个月效果不好，还是需行进行手术治疗的。

（2）肩膀受伤，活动活动就好了。

很多人认为，对于肩关节疼痛，可以通过"爬墙""抡胳膊"等锻炼方法得到改善。但是没有确定病因就强行"锻炼"，会造成更加严重的损伤，加重病情。所以出现肩部疼痛等症状时，一定要及时就诊。

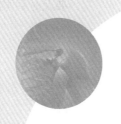

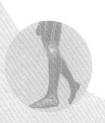

▶▶▶ 第十章

髋／膝关节骨关节炎

Q: 什么是骨关节炎?

（1）什么是髋关节骨关节炎?

髋关节骨关节炎是髋关节的常见疾病，常见于老年人，髋关节软骨会发生退行性改变，在关节边缘有骨刺形成，因此会造成髋关节、大腿根等部位的疼痛。

年龄增高和体重超重是引起髋关节骨关节炎的两个主要因素，另外先天性关节结构异常、损伤或机械性磨损、感染、代谢异常、内分泌异常等也与该病有关。

在髋关节骨关节炎的治疗上，首先要减少髋关节的负重和过度的大幅度活动，以延缓病情进展。比如，走路时可使用拐杖或手杖，肥胖的人应减轻体重等。理疗可以促进血液循环，缓解疼痛、肿胀等症状。药物治疗多采用非甾体类抗炎镇痛药、糖皮质激素、透明质酸等，对于保守治疗效果差及晚期髋关节骨关节炎，可以采用手术治疗，其中人工髋关节置换术是目前公认的消除疼痛、矫正畸形、改善功能的有效方法，可以大大提高生活质量。

（2）什么是膝关节骨关节炎?

膝关节骨关节炎是一种以膝关节软骨退行性变为特征的慢性关节疾病，多发生于中老年人群。膝关节骨关节炎的发生一般与膝关节退行性病变、体重过重、外伤、劳损等有关。

膝关节骨关节炎多表现为膝盖疼痛、肿胀，上下楼梯、坐起立行等活动时，膝部酸痛不适等。也会有人出现关节弹响、无力等，如不及时治疗，会造成 O 型腿或 X 型腿，影响正常行走，甚至残疾。

在膝关节骨关节炎的治疗上，首先要减少膝关节的负重和过度的大幅度活动，以延缓病情进展。比如，走路时可使用拐杖或手杖，肥胖的人应减轻体重等。理疗可以促进血液循环，缓解疼痛、肿胀等症状。药物治疗多采用非甾体类抗炎镇痛药、糖皮质激素、透明质酸等，对于保守治疗效果差及晚期髋关节骨关节炎，可以采用手术治疗，手术方式有关节镜手术、截骨术、人工膝关节置换术等，医生会根据你的病情，选择合适的治疗方式。

Q: 骨关节炎有哪些症状？

（1）髋关节骨关节炎的主要症状有哪些？

髋关节骨关节炎起病隐匿，发展缓慢，早期一般没有任何症状。最开始出现的症状为臀外侧、大腿根等部位疼痛、肿胀，常在活动多时出现，休息后好转。随着病情加重，会变成持续性疼痛，即活动时就伴有疼痛，休息后也无明显缓解，疼痛还可放射至膝关节。病情严重的，还会出现关节变形、髋关节僵硬、活动度下降，晚期还会发现腿逐渐变短，出现行走困难，甚至卧床不起。

（2）膝关节骨关节炎的主要症状有哪些？

膝关节骨关节炎起病隐匿，发展缓慢，早期一般没有任何症状。最开始出现的症状为膝盖疼痛，常在活动多时出现，休息后好转。随着病情加重，会变成持续性疼痛，即活动时就伴有疼痛，休息后也无明显缓解。膝盖还会出现红肿、僵硬，上下楼梯、坐起立行时膝关节都会有酸痛不适，甚至可引起膝关节不能完全屈曲和伸直，关节无力，造成下蹲困难、走路时"打软腿"等。晚期会出现 O 型腿或 X 型腿。

（3）骨关节炎引起的疼痛有哪些特点？

开始时为轻度或中度隐痛，疼痛具有间断性，即休息时好转，活动后加重，晚期可出现持续性疼痛或夜间痛。有些骨关节炎因骨赘形成或关节积液，造成关节肿大，这时关节局部会有很明显的压痛。另外，疼痛常与天气变化有关，阴天下雨时加重。

（4）骨关节炎的关节僵硬有什么特点？

在早晨起床时或者长时间不活动后，关节会有僵硬及发紧感，不能打弯，但一般持续时间比较短，常常活动几分钟或者十几分钟后就会好转，一般很少超过30分钟。另外，关节僵硬在气压降低或空气湿度增加时会加重。

（5）骨关节炎与类风湿性关节炎有哪些不同？

骨关节炎与类风湿性关节炎都会出现关节疼痛和僵硬。但是骨性关节炎多发于髋、膝等负重关节，活动后疼痛加重，关节周围少有红、肿、热等炎症表现，而且没有对称性；类风湿性关节炎一般是掌指关节、腕关节等小关节先发病，而且是对称性的，在急性期关节会有红、肿、热等表现，还会伴有低热、乏力等全身症状，有些人还会出现皮下结节。

> **小贴士**：当出现关节疼痛、僵硬、活动不灵等症状时，要及时去正规医院就诊，千万不要自行处理，以免耽误治疗。

Q: 为什么会得骨关节炎?

（1）原发性骨关节炎的病因有哪些?

病因还不完全清楚，高龄和超重是已明确的两个主要致病因素。随着年龄增长，长时间的软骨消耗磨损，造成关节软骨破裂，而且关节软骨的弹性和韧性下降，也使其容易遭到外力的伤害。肥胖增加了关节负荷，加速了关节软骨过早磨损退化的进程。

（2）继发性骨关节炎的病因有哪些?

继发性骨关节炎是在原发病基础上发生的，这些原发病包括以下几点。

①结构异常：髋关节发育异常、股骨头骨骺滑脱等。

②关节损伤：骨折、半月板损伤等外伤，舞蹈演员、体力劳动者等关节过度使用造成的劳损等。

③感染：化脓性关节炎、骨髓炎、结核性关节炎等。

④代谢异常：痛风、糖尿病、软骨钙质沉着症等。

⑤内分泌异常：肢端肥大症、性激素异常、甲状旁腺功能亢进等。

Q: 骨关节炎的主要危害是什么?

（1）引起疼痛：骨关节炎可以引起关节疼痛，尤其是晚期会出现持续性疼痛或夜间痛，影响正常睡眠，给生活工作造成不便。

（2）活动障碍：骨关节炎可以引起关节疼痛、无力，在活动时疼痛还会加重，导致关节活动受限，影响穿衣服、下蹲、爬楼梯、弯腰捡物等日常活动,严重的还会造成走路困难,甚至卧床不起。

(3)诱发其他并发症:会导致关节畸形、肌肉萎缩,并且炎症反复刺激会造成滑膜充血、水肿,病情长期发展甚至会引起滑膜软骨坏死。

Q: 去医院应该看哪个科?

当出现关节疼痛、肿胀、活动不灵等症状时,你可以到医院骨科或骨关节科就诊。

Q: 医生可能会问到哪些问题?

(1)你怎么了?有什么症状?

(2)疼痛出现多久了?

(3)是持续性疼痛吗?活动的时候疼痛会加重吗?

(4)有没有肿胀的感觉?

(5)早上起来时或者长时间不活动后,有没有关节僵硬的感觉?

(6)关节有没有受过外伤?

(7)关节有没有做过手术?

(8)有没有得过肺结核、糖尿病、内分泌系统疾病等慢性病?

(9)有没有针对这些症状,做过相关的检查或者治疗?效果怎么样?

Q: 可能会做哪些检查?

（1）体格检查怎么做?

体格检查包括"望、触、动、量"。"望"是指看步态、检查关节有没有畸形、皮肤颜色是不是正常;"触"是指通过触诊,检查有没有局部发热、压痛及包块;"动"是指检查主动活动、被动活动时有没有疼痛;"量"是指检查双侧关节粗细、长度、角度是否一致,双腿长度是不是一样。

（2）X 线检查有什么作用?

X 线检查可显示关节边缘增生或骨刺形成,还可以发现软骨破坏引起的关节间隙狭窄,是诊断及观察病情进展的主要手段。

（3）MRI 检查有什么作用?

MRI 可对软组织成像,所以可直接观察到关节软骨、滑膜、关节周围韧带和关节周围软组织等的情况。由于它是多层次扫描,可对早期细微变化的创伤进行观察和诊断,有利于骨关节炎的早期诊断。

（4）需要做血液检查吗?

血液检查一般包括类风湿因子、血沉、C- 反应蛋白等,可以用来排除类风湿性关节炎。

Q: 目前常用的治疗方法有哪些?

（1）一般治疗包括哪些?

如果症状轻微,可以先不进行药物治疗,通过生活方式干预和物理治疗等,来缓解症状,控制病情进展,同时这也是药物治疗和手术治疗的基础。

①调整生活方式：合理运动，避免长期、剧烈运动，如跑、跳、爬山等，选择合适的运动方式，如散步、骑车、游泳等。另外，还要注意控制体重，体重过重的要减肥。

②物理治疗：包括热疗、水疗、针灸、经皮神经电刺激等，有助于减轻疼痛，缓解僵直。

③借助辅具：当因膝骨关节炎，出现走路不稳、走路无力时，可以使用手杖、拐杖、助行器等辅助行走，防止摔倒及骨折。

（2）常用药物有哪些？

①非甾体类抗炎药：阿司匹林、布洛芬、萘普生等非甾体类抗炎药，可以缓解骨关节炎引起的疼痛和炎症，但有消化道溃疡史的老年人要慎用。

②环氧化酶-2抑制剂（COX-2特异性抑制剂）：有很好的消炎镇痛的效果，有非甾体类抗炎药使用禁忌的人，可以选用这个药。

③糖皮质激素：对于疼痛严重的，可以在关节腔内注射糖皮质激素来缓解症状，但不能长期使用，否则会加剧关节软骨的损害。

④透明质酸钠：关节腔注射透明质酸钠，可起到润滑关节、保护关节软骨和缓解疼痛的作用。

⑤局部外用药物：包括非甾体类抗炎药的乳胶剂、膏剂、贴剂、辣椒碱软膏、活血化瘀的中药贴膏等，可以有效缓解关节轻中度疼痛，且不良反应轻微。

⑥其他：氨基葡萄糖、硫酸软骨素可能有助于软骨修复、减轻软骨损耗，但对于较重的骨关节炎几乎没有效果。

（3）什么情况下需要手术治疗？

对于药物治疗效果不好，或者病变严重，出现关节畸形、功能不稳定甚至丧失的，可以考虑手术治疗。手术方式有多种，包括关节镜手术、关节截骨术、人工关节置换术等。

①关节镜手术：关节镜手术属于微创手术，可以清除关节内的游离休或异物，从而改善关节绞锁，缓解疼痛。

②关节截骨术：关节截骨术可以矫正畸形，改善关节负重，推迟做关节置换术的时间，主要适合于运动量大，而且存在轻中度关节畸形的 50 岁以下人群。

③人工关节置换术：当药物治疗不能缓解关节疼痛，而且检查发现关节间隙明显狭窄甚至消失的，人工关节置换术是最常用和有效的治疗手段。可以彻底消除关节疼痛，改善关节功能，提高生活质量。

Q: 院外治疗期间有哪些注意事项?

（1）服药期间会有哪些不良反应？该怎么办？

非甾体类抗炎药的不良反应主要有上腹部不适、隐痛，伴有恶心、呕吐、腹胀、嗳气、食欲减退等症状。症状比较轻的，可以服用枸橼酸钾等胃黏膜保护药，如果出现了消化系统出血，就需要停药，及时就诊。为了预防这些不良反应，用药应从小剂量开始，避免频繁以及重复用药，不要同时使用两种或多种非甾体类抗炎药。

小贴士：长期服用药物，可能会对肝、肾功能造成影响，应该定时进行检查。

（2）手术后需要注意什么？

①坐姿：髋关节置换术后的前3个月，最好坐带有扶手的高脚椅，尽量避免盘腿和坐太矮的椅子或马桶，手术侧下肢最好保持伸直。

②睡觉姿势：术后六周内，最好仰卧或俯卧。换髋关节的人，睡觉时两腿略微分开，两腿之间可以夹个枕头，帮助两腿分开，防止髋关节脱位。换膝关节的人，可以在术腿下面垫些软的东西，帮助消肿。

③适当活动：术后6周内，尽量用拐杖或习步架辅助走路。6～8周后，如果伤口没有问题，可以适当进行锻炼，比如游泳、骑车、散步等，每周2～3次。但是要避免一些需要弹跳或者发生关节撞击的运动，如足球、篮球等。

Q: 什么时候需要复诊？

遵医嘱，定期门诊复查。如果服药后，关节疼痛没有减轻，或者手术后伤口出现红肿、流脓等症状，要及时就诊。

Q: 日常生活中有哪些注意事项？

在骨关节炎的治疗过程中，自我保护、保养十分重要，平时生活中自我管理做好了，可以大大减少关节疼痛发作的机会。

（1）日常生活中有哪些合适的锻炼方式？

得了骨关节炎日常锻炼必不可少，一定要加强关节周围肌肉的锻炼，可以进行的运动有以下几种，如骑自行车、游泳、短距离散步等。锻炼的频次不要太多，比如游泳、骑车，一般每周2～3次为宜。同时，要减少爬山、上下楼梯、下蹲锻炼及长距离行走次数，避免过度劳累及长期卧床。

（2）体重控制在什么范围内合适？

得了骨关节炎需要适当减肥，那么体重减到多少合适呢？可以用下面这个公式算算自己的体重指数。目前国际上多用体重指数（BMI）来评估体重是否合理。体重指数（BMI）＝体重（kg）÷身高（m）^{2}，我国成年人体重指数 18.5～24 为正常，24～28 为超重，超过 28 为肥胖。如果得了骨关节炎，减到体重指数在正常范围内就可以。

（3）日常饮食需要注意什么？

首先要戒烟酒，肥胖者还应该少吃油炸食品、甜食等高热量、高脂肪、高糖、高胆固醇食物。平时可以多吃一些大豆制品、虾、香蕉、草莓、桑葚、樱桃等，这些食物对关节炎的治疗是有一定好处的。同时，多吃一些牛奶、虾皮等高钙食物，适当补充钙质，也是十分必要的。

（4）日常生活中需要避免哪些诱发因素？

在日常生活中，要注意避免发生骨关节炎的诱因。比如，尽量不要背重物，或者手提重物上楼。另外，秋冬季节要注意保暖，及时添加衣物，不要触碰凉水，防止受寒、受潮；夏天也要少吹冷气，最好穿过膝长裤。

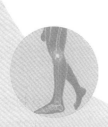

▶▶▶ 第十一章

髋关节发育不良

Q: 什么是髋关节发育不良?

髋关节发育不良全称为先天性髋关节发育不良，又叫发育性髋关节发育不良，是儿童骨科最常见的髋关节疾病，女孩的发病率远远高于男孩。髋关节脱位与遗传因素、胎位不正、错误的襁褓方式比如蜡烛包等有关。

新生儿髋关节单侧脱位，早期可以有臀纹、大腿纹不对称，在会走路时，还会出现下肢不等长；双侧脱位时可出现会阴部变宽，走路时出现鸭步。成人髋关节发育不良往往在小儿时期没有症状，到青年或成年后才逐渐出现髋关节的疼痛等。

根据年龄和疾病的严重程度不同，治疗方法也不相同，对于小儿的治疗方法包括 Pavlik 连衣挽具治疗、闭合复位和切开复位等。成人髋关节发育不良的治疗方法包括减少负重、截骨术、髋关节置换等。不过在新生儿期接受治疗的效果最好，多数人的髋关节将来可以完全恢复正常。

Q: 髋关节发育不良有哪些症状?

（1）如何早期发现髋关节发育不良？

多数髋关节发育不良的婴儿因没有明显症状，不会哭闹，也不妨碍早期运动发展，往往要到其开始走路时才被父母发现异常。其实细心的家长可以在婴儿期就发现一些问题，比如单侧髋关节脱位早期，可以有大腿外展受到限制、大腿短缩、臀纹、大腿纹不对称等症状；双侧脱位可出现会阴部变宽、大腿外展受到限制等症状。

（2）髋关节发育不良还有哪些症状？

①下肢不等长：可以行走的时候症状更明显，单侧髋关节脱位的，会出现两条腿不一样长，脱位一侧的腿短缩，负重时身体会向脱位一侧倾斜。

②鸭步：行走时，双侧髋关节脱位的可出现鸭步，也就是行走时挺腰凸肚，臀部左右摇摆。

③髋关节疼痛：一些髋关节发育不良的人，往往在小儿时期没有症状，至青年或成年后才逐渐出现髋关节的疼痛。

Q: 髋关节发育不良的病因有哪些？

（1）遗传因素：如果有韧带松弛家族史，更容易发生髋关节发育不良。

（2）胎位不正：臀位产是髋关节发育不良的一个重要因素。另外，如果孕妇是第一次生产，或者怀孕期间羊水过少，胎儿在子宫内受到挤压，影响髋关节的发育，也会引起髋关节发育不良。

（3）产后体位不当：如果在新生儿的伸髋部位进行绑扎，就是常说的"蜡烛包"，也可能引起髋关节发育不良。

（4）髋臼发育异常：髋臼自身如果发育不良，也会为以后的髋关节发育不良埋下隐患。

Q: 髋关节发育不良有哪些危害？

（1）影响正常生活工作

单侧髋关节脱位引起下肢不等长，造成负重时身体向脱位一侧倾斜；双侧髋关节脱位引起的鸭步，不仅影响正常的行走及其他日常活动，还影响美观，造成自卑。

（2）引起其他并发症

髋关节发育不良不仅可导致髋关节脱位、僵硬、运动受限，甚至还会影响到股骨头，造成股骨头部位的血运受阻，使骨组织遭到破坏，从而引发股骨头坏死。

Q: 去医院应该看哪个科？

当发现孩子有臀纹不对称、双腿不等长甚至鸭步等表现时，可以挂儿科或者骨科，成人出现髋关节疼痛时，可以挂骨科。

Q: 医生可能会问到哪些问题？

（1）对于婴幼儿，医生可能会问家长哪些问题？

①孩子怎么了？有哪些症状？

②有没有出现臀纹、大腿纹不对称？下肢长度一样吗？

③是不是臀位产？

④孩子是不是第一胎？怀孕期间有没有羊水少的现象？

⑤有没有在孩子的伸髋部位进行过绑扎，就是常说的"蜡烛包"？

⑥有没有出现走路一瘸一拐或鸭步？

⑦家人有患过类似的疾病吗？

（2）对于青少年或成年人，医生可能会问哪些问题？

①你怎么了？有哪些症状？

②髋部有疼痛的感觉吗？

③有跛行吗？

④双腿长度一样吗？有没有站立时倾斜的症状？

⑤家人患过类似的疾病吗？

⑥做过相关的检查吗？

Q: **可能会做哪些检查？**

（1）为什么要做体格检查？

出生早期，进行体格检查，如果发现巴罗征阳性，提示髋关节不稳定，容易发生髋关节脱位；如果发现欧土兰尼征阳性，可以确诊髋关节脱位。

（2）为什么要做 X 线检查？

出生后 2 ~ 3 个月，X 线摄片已经很可靠，通过这个检查，可以得出一个髋臼指数，正常婴儿的髋臼指数小于 30°，若增加到 30° ~ 40° 为可疑，超过 40° 则为不正常，成年人髋臼角一般认为大于 42° 即可诊断。

> **小贴士：**检查时可以向检查医生提出，在宝宝受检处以外的部位做一下辐射防护，这样可以更好地避免辐射对宝宝的影响。

（3）为什么要做超声检查？

对小于 6 个月的孩子，应用动态超声诊断的价值优于 X 线检查，敏感性更高，无辐射，对于髋关节发育不良的诊断非常有效，但对于操作者的技巧和经验要求比较高。

（4）CT 检查有什么用？

对于大龄儿童 CT 的三维重建比较有价值，CT 的横断扫描有利于观察髋关节是否复位。对于成人髋关节发育不良，CT 还可显示髋臼前后缘的缺损情况，对治疗具有良好的指导意义。

（5）MRI 检查有哪些优缺点？

MRI 精度高，可以显示闭合复位或切开复位后，股骨头与髋臼之间的对应关系，软骨和关节盂唇也可以显示，但孩子需要镇静，费用又比较高，所以较少用。

Q: 目前常用的治疗方法有哪些？

（1）小儿髋关节发育不良能自愈吗？

新生儿髋关节不稳定，可能会引起轻微的髋关节发育不良，一般能自行缓解，所以这种生理性的髋关节脱位是不需要治疗的。而真正的病理性的髋关节发育不良，是由骨性结构发育异常引起，不经治疗，是不能自愈的，病情还可能会随着生长发育逐渐加重。所以，对于小儿髋关节发育不良，最好早发现，早治疗。

（2）小儿髋关节发育不良如何治疗？

①什么情况下可以选用 Pavlik 连衣挽具治疗？

如果是在新生儿期或者出生后 6 个月内发现的髋关节发育不良，首选 Pavlik 连衣挽具治疗，每周复查，根据具体情况，对挽具进行调节。对于欧土兰尼征阳性的髋关节发育不良，恢复率能到 95%。但此法对于超过 6 月龄的婴儿，效果并不理想。

②什么情况下需要进行手术治疗？

单纯复位手术：对于 6 ~ 18 月龄髋关节半脱位、脱位的婴幼儿，或者 Pavlik 连衣挽具治疗失败的婴幼儿，需要行闭合复位或切开复位手术，复位后进行石膏固定，并于 3 个月左右更换支具固定。多数经一次手术即可治愈。

联合复位手术·对于 18 月龄 ~ 6 岁年龄段内的髋关节半脱位、脱位的幼儿，多数需要手术切开复位，切开复位的同时可以同时加 Salter 或 Pemberton 骨盆截骨术，若为双侧脱位，每次只做一侧手术，术间间隔 6 个月，这样可以改善疗效，并且可以省去日后的再次手术。

（3）年龄较大的儿童髋关节发育不良如何治疗？

对于 6 ~ 8 岁的大龄儿童髋关节脱位，因为治疗后效果不好、并发症多，所以如果是双侧脱位一般不再进行治疗，但是如果是单侧脱位，还是可以采取手术治疗进行复位的。

（4）成人髋关节发育不良如何治疗？

①什么情况下可以行保守治疗？

如果检查发现有髋关节发育不良，而没有什么症状，或仅有髋关节轻度不适感，对日常生活及工作影响不大，这时可以通过生活方式干预，比如控制体重、避免体力劳动和剧烈运动等，来减少关节负重，阻止髋关节发生脱位。

②什么情况下需要手术治疗？

对于保守治疗效果不佳、关节功能良好、无明显骨性关节炎的年轻人，可采取手术治疗，增加髋臼覆盖、防止关节半脱位，延缓骨性关节炎的发生。手术方法有很多，如髋臼截骨术、周围截骨术、内移截骨术、髋臼造盖术等。

如果发现比较晚，并伴有骨性关节炎，已经出现了髋关节剧烈疼痛、走路困难等症状，这时手术首选人工全髋关节置换术，以达到缓解疼痛、恢复关节活动功能的目的。

Q: 治疗后的注意事项有哪些?

（1）如何进行康复锻炼?

①对于 18 个月以下的婴幼儿，康复锻炼并不是特别重要，保持关节稳定是第一位的，但是为了防止肌肉萎缩、僵硬，家长还是应该帮助幼儿做一些简单、温和的活动，但应避免髋关节大幅度活动。

②对于 18 个月以上的孩子或成年人，对康复锻炼的要求还是比较高的。在手术后，卧床期间，可以做踝泵训练，即主动屈伸足趾及踝关节，促进血液及淋巴循环，减轻下肢的肿胀，预防肌肉萎缩及下肢深静脉血栓形成。在手术后两三个月时，要积极下地行走，并逐渐开始进行负重锻炼。

（2）治疗后有哪些注意事项?

①卧床的正确体位：多数时间要保持仰卧位，同时在两腿之间要放一个枕头，防止手术侧的腿过度内旋。

②保持清洁：定时翻身，保持臀部及会阴皮肤清洁干燥，避免小儿发生尿布疹及伤口感染，成人则要避免发生压疮。注意观察孩子石膏的松紧程度及伤口情况，根据病情给予及时护理。

③保持呼吸通畅：手术后，为避免误吸呕吐物导致窒息，在患者还没有清醒时，应该保持平卧，而且不要枕枕头，保持呼吸通畅。

Q: 什么时候需要复诊?

（1）使用 Pavlik 连衣挽具治疗，需要每周复诊，通常 3 ~ 4 周后就需要调整或更换挽具。

（2）闭合复位或手术复位后，需要遵医嘱复诊，复位成功后随生长发育观察复位是否满意和髋臼的变化。一般婴儿期每 3 个月拍一次双髋正位 X 线片，幼儿期每年拍 X 线片一次，学龄前和学龄期每 3 年拍 X 线片一次。

（3）如果发现依然有跛行、鸭步，或者髋部疼痛未减轻需要及时就诊。

Q: 生活中的注意事项有哪些?

（1）髋关节发育不良的小儿在生活中有哪些注意事项?

①对于婴幼儿，要避免将孩子包成"蜡烛包"，不要使用腰凳带孩子；对于年龄较大的儿童，要避免双腿交叉或腿过度外伸、内收等动作。

②可以适当进行散步、骑自行车等活动，避免快跑、快速转体等剧烈活动。

③体型较胖的儿童，还应注意控制体重，减轻髋关节负担。

（2）髋关节发育不良的成人在生活中有哪些注意事项?

髋关节发育不良的人不能负重，比如跑步、爬山、打球，这些都会使股骨头和髋臼摩擦，容易造成关节炎，推荐的运动是游泳，因为在水下髋关节和膝关节负重小，而且还能活动关节。还有匀速骑自行车负重也较小，但注意不要骑上坡路。

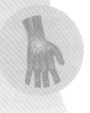

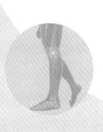

▶▶▶ 第十二章

类风湿性
关节炎

Q: 什么是类风湿性关节炎?

类风湿性关节炎我们习惯称之为类风湿,它是一种自身免疫性疾病,会破坏我们的关节组织,高峰发病年龄在 40 ~ 50 岁,女性发病率约为男性的 2 倍。

目前还不清楚具体的发病原因,一般认为可能与感染、遗传、受凉、受潮等有关。起病慢,早期表现为手指小关节疼痛和肿胀,双手同时发生,以后上下肢关节都会受到累及。随着病情进展,还会出现关节僵硬,在早晨起床时更加明显。晚期会出现关节畸形,手指、脚趾呈鸡爪状,多个关节活动受限,甚至卧床不起。

类风湿性关节炎在治疗上还是以药物为主,现在常用的药物包括非甾体类抗炎药、慢性抗风湿性药、糖皮质激素,对于关节病变严重的,还可以采用手术治疗。不过,这些方式都无法治愈类风湿性关节炎,但是早期诊断、合理治疗,还是可以控制症状,保护关节功能,提高生活质量的。

Q: 类风湿性关节炎的主要症状有哪些?

(1)如何早期发现类风湿性关节炎?

类风湿性关节炎起病比较缓慢,在出现关节症状之前,常常会有乏力、低热、食欲下降、体重减轻等,儿童还可能出现高热。随着病情进展,手、脚的小关节会活动不灵,出现压痛,疼痛有时轻有时重,并且反复发作。

小贴士：出现发热等症状时，不要自认为是感冒，请及时去医院就诊，早确诊、早治疗，以防止出现关节畸形等。

（2）类风湿性关节炎主要有哪些症状？

①关节肿胀、疼痛：身体的大小关节都会发生病变，出现对称性肿胀、疼痛，并伴有皮肤发红和灼热感，一般腕、掌指关节会先发病，其次是膝关节、趾关节、肘关节、肩关节等。另外，向髋关节等较大的关节进展，还可能会出现积液。

②关节僵硬：病变关节长期不活动后，会出现僵硬感，尤其是早晨起床时更明显，可以表现为翻身或下床不灵活，手握拳握不紧，走路困难等。经过缓慢活动，这种僵硬会有所缓解。

③关节畸形：病变严重者，会出现关节多种畸形，比如，手指、脚趾呈鸡爪状，膝内翻、外翻畸形等。

（3）除关节症状外，还有哪些症状？

最多见的关节外症状是皮下类风湿结节，常常发生在肘部、后脑勺、脚后跟等经常受压或摩擦的部位。结节有大有小，质地中等偏硬，不容易推动，没有压痛或有轻微的压痛。

（4）有相似症状的疾病还有哪些？

①骨关节炎：骨关节炎与类风湿性关节炎都会出现关节疼痛和僵硬，骨性关节炎的关节周围少有红、肿、热等炎症表现，而且是不对称的，但类风湿性关节炎在急性期关节会有红、肿、热等症状，而且是对称性的。

②风湿性关节炎：风湿性节炎与类风湿性关节炎都会出现关节肿胀和疼痛，但风湿性关节炎发病快，四肢大关节多先受累，肿痛多为游走性。而类风湿性关节炎通常起病缓慢，手、脚等部位的小关节先出现不适，并呈对称性发病。

> **小贴士：** 出现关节肿胀、疼痛、僵硬等症状时，不能自己判断，一定要及时去医院就诊。

Q: 为什么会得类风湿性关节炎?

类风湿性关节炎的病因目前还不十分明确，病毒（EB病毒、细小病毒B19）感染、细菌感染（奇异变形杆菌、结核分枝杆菌）和由此产生的自身免疫反应可能是主要因素，而遗传、寒冷、潮湿等增加了得类风湿性关节炎的概率。

Q: 类风湿性关节炎有哪些危害?

（1）影响美观：关节肿胀、畸形等，影响发病部位的美观，给人带来较大心理压力。

（2）引起功能障碍：类风湿性关节炎会引起关节肿痛、僵硬、畸形等，会造成活动功能障碍，影响扣扣子、握笔、走路等日常活动，给生活和工作造成影响，病情严重者，甚至生活无法自理。

（3）引发其他并发症：多数类风湿病变会侵犯心脏、肾脏、血管、眼部等，引发贫血、心包炎、坏死性脉管炎、干燥综合征等病变。

小贴士：类风湿性关节炎一旦明确诊断，应立即治疗，以避免加重关节畸形。

Q: 去医院应该看哪个科？

如果出现了关节肿痛、红热、晨起僵硬、活动困难等症状，你可以到骨科或风湿免疫科就诊。

Q: 医生可能会问到哪些问题？

（1）你有哪些症状？

（2）有没有乏力、低热、没有食欲等症状？

（3）有没有早上起来时活动不灵的情况？

（4）还有其他关节也有类似的症状吗？

（5）出现这种情况有多长时间了？

（6）家人得过类风湿性关节炎吗？

（7）做过相关检查或者治疗吗？

（8）正在服用什么药物？有无药物过敏史？

（9）近期有没有得过扁桃体炎、咽喉炎、鼻窦炎、慢性胆囊炎、龋齿等感染性疾病？

（10）有没有慢性病史？

Q: 可能会做哪些检查？

（1）为什么要查血常规？

血常规可以明确是不是有贫血、血小板计数是不是正常等情况，作为辅助诊断的依据。得了类风湿性关节炎常常会有轻到中度贫血，血小板计数增高常常提示类风湿性关节炎处于活动期。

（2）C- 反应蛋白检测有什么意义？

C- 反应蛋白增高，说明类风湿性关节炎处于活动期，对诊断有参考价值。

（3）类风湿因子检测有什么意义？

类风湿因子是一种自身抗体，具有提示疾病活动的意义，类风湿因子数值越高，峰值出现越早，说明病变有加重的趋势。同时，这个指标还可以作为判断治疗效果和预后的参考指标。

（4）什么情况下需要做血清抗体检测？

血清抗角蛋白抗体、抗核周因子、抗环瓜氨酸肽抗体检测，有助于体内没有发现类风湿因子的人的诊断。

（5）为什么要做影像学检查？

X 线检查不仅可以显示骨萎缩、骨质疏松、关节脱位与畸形等骨骼病变，还可以发现软组织肿胀等，是影像学检查的首选。

MRI 可以清楚地显示类风湿性关节炎患者四肢的关节软骨面破坏、滑膜增生、骨内囊肿，有助于发现早期关节破坏。

高频超声可以准确显示关节滑膜增生、关节积液、血管增生等重要病变，对发现早期关节破坏很有帮助。

Q: 目前常用的治疗方法有哪些？

类风湿性关节炎属于自身免疫性疾病，目前不能根治，需长期治疗。治疗的目的在于控制炎症，减轻疼痛，保持关节功能，防止畸形。

（1）为什么需要心理治疗？

得了类风湿性关节炎会导致病痛和关节活动功能障碍，严重时还会出现畸形，反复发作，不能根治，需要长期用药，所以常常会使患者产生严重的精神压力，抑郁就会随之而来，引起免疫力下降，从而使病情进一步加重，所以心理治疗也非常重要。

（2）常用的药物治疗方法有哪些？

①非甾体类抗炎药：非甾体类抗炎药具有镇痛、抗炎作用，可以缓解疼痛、肿胀等症状，常用的药物有布洛芬、双氯酚酸、萘丁美酮、美洛昔康等。

②慢性抗风湿性药：常用的药物有甲氨蝶呤、环孢素、硫唑嘌呤、雷公藤等，及早使用能延缓或阻止关节骨的破坏，减少残疾，但对疼痛的缓解比较差。

③糖皮质激素：能迅速缓解关节炎的症状，适用于重度类风湿性关节炎，主张小剂量、短期使用。

④生物制剂：如肿瘤坏死因子拮抗剂、白介素–6受体单抗、清除 B 细胞的 CD20 单抗等。

（3）什么时候需要手术治疗？

对于药物治疗无效以及有严重关节功能障碍的情况，手术治疗是有效的方法。手术方式包括滑膜切除术、软组织手术、关节融合术、关节成形术等，不过手术后还要继续使用抗类风湿的药物。

滑膜切除术对药物治疗无效的人可能有一定的作用。软组织手术通过切除韧带等纠正关节畸形，如膝关节屈曲挛缩、手指鹅颈畸形等。关节融合术可以缓解疼痛，使关节稳定，多用于关节损毁严重，而且融合后对功能影响不大的关节。关节成形术适用于晚期有畸形并失去功能的关节，可以缓解疼痛，改善活动功能等。

（4）孕妇得了类风湿性关节炎怎么治疗？

如果怀孕期间，症状已经得到控制，没有明显不舒服，可以不进行治疗，但应定期做检查，监测病情。如果发生怀孕期间症状没有缓解或者出现病情恶化的情况，孕妇一定不要拒绝用药，而应该在专科医生指导下使用药物，比如小剂量的泼尼松，可以稳定病情，而又不会伤及胎儿。不过，要避免对胎儿有影响的非甾体类抗炎药和免疫抑制药。

Q: 院外治疗期间的注意事项有哪些？

（1）药物治疗会有哪些不良反应？出现不良反应怎么办？

非甾体类抗炎药和慢性抗风湿药都会引起上腹部不适、隐痛，并伴有恶心、呕吐、腹胀、食欲减退等症状。对于不良反应比较轻的，可以服用枸橼酸铋钾等保护胃黏膜的药，如果出现了消化系统出血，就要及时停药，去医院就诊了。

另外，长期使用糖皮质激素或使用不当，会引起肥胖、高血糖、胃溃疡、高血压、骨质疏松、痤疮、多毛、青斑等，还会抑制免疫系统功能，所以，用药期间要定期复查，做好监测，尽量避免这些并发症。

（2）服药期间应该注意什么？

①合理用药：遵医嘱，按时按量服药，不要自行加减药量，

也不要私自停药。应该避免同时服用两种或两种以上非甾体类抗炎药，以免增加不良反应；服用激素类药物的，一般不要超过 6 个月。

②忌饮酒：服药期间最好别饮酒，饮酒会损伤胃黏膜，引起出血。

Q: 类风湿性关节炎能治好吗？

到目前为止，类风湿性关节炎是无法治愈的，但是早期发现、及时治疗，可以控制病情，预防残疾发生。一些病情比较轻的患者，经过治疗，症状甚至可以完全缓解，使正常的生活和工作不受影响。所以，得了类风湿性关节炎，要积极治疗。

Q: 什么时候需要复诊？

遵医嘱，定期到医院复查，一般每半年拍关节 X 线片一次，以观察骨破坏情况，定期监测血细胞计数、肝肾功能、免疫指标，以调整用药。服药期间，如果出现了消化系统出血、关节疼痛加重等不适，需要及时就诊。

Q: 日常生活中的注意事项有哪些？

（1）类风湿性关节炎患者的饮食要注意什么？

①清淡饮食：抗风湿药对消化道有不良的刺激，往往会影响消化功能，所以在平时的饮食中应以清淡、容易消化的食物为主，比如新鲜的蔬菜水果，要少吃过咸、辛辣等刺激性食物及肥肉等高脂食物。

②补血食物：若有贫血，可以适当增加含铁丰富的食物，如动物肝脏、瘦肉等。

③补钙食物：若合并骨质疏松，应该增加富含蛋白质、维生素 D 和钙质的食物，如豆腐、瘦肉等，平时多晒太阳。

（2）如何防治手指晨僵？

①握拳：每天早晨起床前，在床上进行握拳动作，速度不宜过快，但握时应用力握紧，每天做 50 ~ 100 次。

②分并手指：起床前做此动作，和握拳交替练习，每天 50 ~ 100 次。

③双手温水浴：起床后可将双手用温水浸泡 20 分钟，水温保持在 50℃左右。

④屈伸腕关节：起床后可进行腕关节屈伸活动练习，一般次数不宜过多，30 次左右即可。

（3）得了类风湿性关节炎还能运动吗？

适当的运动不但能促进康复，保持关节功能，还能增强免疫力，提高生活质量，所以，在急性期过去，炎症得到控制后，应该开始积极锻炼，比如慢走、散步、打太极等，但是最好避免登山、爬楼梯、跑步等剧烈活动。

Q: 关于类风湿性关节炎的诊疗误区有哪些？

（1）偏方、秘方可以根治类风湿性关节炎。

对于类风湿性关节炎的治疗，千万不能病急乱投医，不要轻信一些所谓的秘方、偏方，擅自乱用偏方可能会延误病情。类风湿性关节炎治疗的关键在于早期发现，并在专科医生的指导下进行规范化治疗。

（2）用了"特效药"，类风湿病全好了。

目前为止，还没有治疗类风湿性关节炎的特效药。现在常用的药物有消炎镇痛药、抗风湿性药物和激素性药物。有些人相信那些夸大疗效的广告，通过邮寄方式购买的"特效药"，往往就加入了上述成分，短期服用可能缓解了疼痛，但是长期应用就不起作用了，还可能出现副作用，延误治疗。所以，得了类风湿性关节炎，一定要遵医嘱用药，不要擅自更换药物。

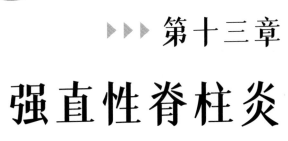
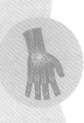
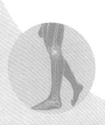

▶▶▶ 第十三章

强直性脊柱炎

Q: 什么是强直性脊柱炎?

强直性脊柱炎,俗称畸形脊柱炎,是一种慢性全身性炎性疾病。它的发病原因到目前为止还不是很清楚,一般认为与遗传、病毒或细菌感染、自身免疫功能紊乱等有关。多发于 20 ～ 30 岁青年人,以男性居多。

强直性脊柱炎起病慢,早期可能出现低热、反复感染等症状,发病后,以下腰痛和脊柱僵硬为主要表现,还可出现髋关节、肩关节、膝关节僵硬。病情严重的,甚至出现驼背、脖子前倾等畸形,影响走路、转体等活动。另外,还可能引发心脏、肺脏等病变,出现胸闷、呼吸不畅等症状。

强直性脊柱炎治疗的目的在于控制炎症,减轻或缓解症状,维持正常姿势和最佳功能位置,防止畸形。目前首选的治疗方式是药物治疗,可以结合运动疗法、物理治疗来缓解症状。对于出现比较严重的畸形,或髋关节活动障碍的患者,还可以采用手术治疗。

Q: 强直性脊柱炎的主要症状有哪些?

(1)如何早期发现强直性脊柱炎?

强直性脊柱炎早期没有明显症状,但是在全身多个系统都有表现。最常见的就是腰背部及髋关节反复肿胀、疼痛等,少数可表现为红眼病、角膜炎、泌尿感染等症状反复发作,当出现这些症状时,要及时就诊,以便早诊断,早治疗。

(2)强直性脊柱炎有哪些典型症状?

①下腰背痛:下腰背痛是最常见的表现,多为钝痛,疼痛可

放射到臀部、大腿根等部位，在夜间和休息时加重。

②下腰部僵硬：早起下腰部僵硬十分常见，症状严重的，起床都困难，只能先向侧方翻身，滚下床沿才能站起（俗称"晨僵"）。下腰部僵硬要持续几小时，在活动后会有所好转，随着病情发展，脊柱向各个方向的活动都会受到限制。

③脊柱畸形：病情继续发展，还会出现胸椎后凸，严重时会有驼背畸形，甚至双眼不能平视。另外，还能可能出现脖子前倾的症状。

（3）强直性脊柱炎还可能会伴随哪些症状？

除下腰痛、僵硬及脊柱畸形等典型症状外，还可能出现髋关节、膝关节、肩关节疼痛，小腿前侧、大腿后侧等部位可能会有压痛。有些人还会出现心悸、胸闷、呼吸不畅，甚至大小便障碍等症状。

（4）与强直性脊柱炎症状相似的疾病有哪些？

腰椎间盘病、腰椎结核等疾病也会出现腰痛、僵硬、不适等症状。所以，如果出现了这些症状，要及时去医院就诊，明确诊断，以免延误病情。

Q: 为什么会得强直性脊柱炎？

目前，强直性脊柱炎的病因还不很清楚，一般认为与遗传有关，还有研究表明可能与细菌或病毒感染、自身免疫功能紊乱等有关。

Q: 强直性脊柱炎遗传吗?

强直性脊柱炎具有一定的家族易感性，但并不是说，父母有这个病，子女一定会患病，只是与没有家族史的人相比，子女患病的概率会更高。

Q: 强直性脊柱炎有什么危害?

（1）强直性脊柱炎的危害有哪些?

①引起运动障碍：强直性脊柱炎发作时疼痛难忍，并出现下腰部晨起僵硬等不适，影响正常生活和工作。病情严重的还会导致髋关节融合、脊柱后凸畸形，不仅影响体形，还会造成运动障碍，影响行走、转身等活动。

②引发其他并发症：强直性脊柱炎可侵犯全身多个系统，如引起急性葡萄膜炎等眼部病变，诱发主动脉瓣关闭不全、房室传导阻滞等心血管病变，造成肺上叶纤维化等肺部疾病。晚期还容易出现骨质疏松，造成骨折，其中颈椎骨折易引起瘫痪甚至死亡。

> **小贴士：**虽然强直性脊柱炎很难治愈，但是通过早期治疗和预防可以控制炎症，缓解症状，防止畸形，待病情平稳后，患者可以正常生活。

（2）得了强直性脊柱炎可以怀孕吗?

强直性脊柱炎无论发生在男性还是女性，对生殖器官都不会产生影响。女性可正常怀孕，男性精子也不受影响。但是如果想生育，需要早期计划，在医生的指导下提前停药、定期检查。

（3）得了强直性脊柱炎会影响夫妻生活吗？

强直性脊柱炎的急性期，脊柱关节完全僵直，疼痛严重，在这种情况下，正常生活都困难，走路还需要拄拐杖，甚至翻身无法自己翻身，更别说进行正常夫妻生活了。但是在病情得到控制，症状缓解后，是不会影响正常夫妻生活的。

Q: 去医院应该看哪个科？

当出现腰背部疼痛、早起时关节僵硬等症状时，你可以到骨科就诊，如果确诊是强直性脊柱炎，一般会在风湿免疫科进行治疗。

Q: 医生可能会问到哪些问题？

（1）你哪里不舒服？是什么样的疼痛？疼痛有多久了？

（2）今年多大了？有没有受过外伤？

（3）休息时疼痛会减轻吗？

（4）早上起来关节有没有感觉到僵硬？活动后有没有缓解？

（5）有没有反复的感染史，比如结膜炎、中耳炎？

（6）有没有做过相关的检查？

（7）针对这些症状，进行过治疗吗？效果怎么样？

（8）家族中有没有类似症状的人？

Q: 常用的检查方法有哪些?

腰背痛是非常常见的一种症状,强直性脊柱炎早期,很难根据症状判断,因此需要借助实验室检查、影像学检查结果来确诊疾病。

(1)体格检查可以发现哪些问题?

强直性脊柱炎早期胸肋交界处、大腿根部、脊柱、足跟等部位可能会出现压痛,到了晚期会有腰椎向前凸、脊柱各个方向的活动都受到影响、做扩胸运动时扩展范围缩小等表现。

(2)为什么要进行实验室检查?

①血沉、C-反应蛋白检查,可以判断体内是否有炎症,大多数腰背痛为机械性非炎性背痛,而本病为炎性疼痛。

②血清碱性磷酸酶增高,提示病变范围广或者发生了骨骼腐蚀。

③HLA-B27检测阳性,提示确诊为强直性脊柱炎的概率增加。

④类风湿因子检查,有助于疾病鉴别诊断,排除类风湿性关节炎等疾病。

(3)影像学检查有什么作用?

①X线检查:可见骶髂关节、脊柱和外周关节等处发生骨骼病变,是诊断的重要依据。

②CT检查:对于高度怀疑,但通过X线不能确诊的,可以进行CT检查,能发现早期骶髂关节的轻微变化,适用于早期诊断。

③MRI检查:能显示软骨变化,可以更早地发现骶髂关节

炎，有利于早期发现疾病。但是由于价格昂贵，一般不作为常规检查。

Q: 目前常用的治疗方法有哪些?

对于强直性脊柱炎，治疗目的在于控制炎症、减轻或缓解症状、维持正常姿势、防止畸形，所以，治疗上一般要采取综合措施。

（1）运动干预有助于强直性脊柱炎的康复吗?

运动干预对强直性脊柱炎十分重要，可以增加肺活量，预防椎关节强直，还能起到预防驼背畸形的作用。原则上，能让关节活动的运动，如游泳、太极、慢跑都可以进行，不过在急性发作期，只能在床上进行活动，可以伸胳膊、伸腿，做深呼吸锻炼。

> **小贴士**：应该避免不能活动脊椎或会冲撞及接触性的运动，如骑自行车、柔道、篮球等。

（2）强直性脊柱炎可以采用物理治疗吗?

物理治疗贯穿于强直性脊柱炎治疗的全程。采用热疗、水疗、超短波理疗等，可以增加局部血液循环，使肌肉放松，减轻疼痛，有利于关节活动，保持正常功能。骨盆牵引、佩戴支具、睡硬板床等，可以防止畸形，并改善早期较轻的畸形。

（3）治疗强直性脊柱炎的常用药物有哪些?

①非甾体类抗炎药：有消炎止痛、减轻僵硬和肌肉痉挛的作用，是治疗强直性脊柱炎的首选药物，常用的有双氯芬酸、布洛芬等。

②柳氮磺吡啶：可改善强直性脊柱炎引起的关节疼痛、肿胀和发僵等症状，适用于病情较轻的年轻人。

③甲氨蝶呤：经柳氮磺吡啶和非甾类抗炎药治疗无效，或伴发膝关节、踝关节病变的强直性脊柱炎，可采用甲氨蝶呤。

④糖皮质激素：可暂时缓解疼痛，适用于使用大剂量抗炎药也不能控制症状的强直性脊柱炎，一般较少用。

⑤沙利度胺：适用于难治性强直性脊柱炎，可缓解疼痛、僵硬等症状。

⑥生物制剂：抗肿瘤坏死因子类生物制剂，尤其是抗肿瘤坏死因子拮抗剂，对强直性脊柱炎具有很好的疗效，可以显著改善预后。

（4）手术治疗的常见方式有哪些？

①脊柱截骨术：如果年龄较轻、肺功能损害不大，但脊柱变形严重，出现驼背畸形，在非手术治疗失败后，可以采用脊柱截骨手术。

②髋关节截骨术：对于患侧髋关节已严重畸形强直影响走路，但对侧髋关节和两侧膝关节功能尚好，年龄又不大的患者，可以采用髋关节截骨术治疗。

③人工髋关节置换术：用于髋关节病变已进入晚期，关节严重破坏或已呈骨性融合强直者，术后多数患者的关节痛能得到控制，髋关节功能甚至能恢复正常或接近正常。

④髋关节成形术：适用于双髋关节强直者，若膝关节也已强直则更为适宜。

（5）孕妇得了强直性脊柱炎怎么办？

孕妇如果得了强直性脊柱炎，可以在医生的指导下用药，以起到抑制病情、促进胎儿后期肺发育的作用。但是不要私自服用药物，以免造成胎儿流产、畸形等。另外，孕期要避免搬重物或长期做弯腰的动作，坚持进行功能锻炼，可以适当做一些简单的广播体操，在生产时尽量选择剖腹产，这样对孕妇来说更安全。

Q: 强直性脊柱炎能治愈吗？

强直性脊柱炎为终身性疾病，不能彻底治愈，但是通过治疗可以缓解症状，防止畸形。而且到 50 ~ 60 岁后，病情会稳定下来，很少会再向更严重的程度发展。所以，得了强直性脊柱炎还是要积极治疗的。

Q: 治疗后的注意事项有哪些？

（1）生活护理：在穿衣、梳头、系腰带等生活细节上，家人要给予帮助。

（2）适当活动：可以进行简单的扩胸、转腰等活动，但要避免摔倒等意外伤害。

（3）合理用药：遵医嘱用药，不可自己随意加减药量或停药。

> **小贴士：** 强直性脊柱炎需要长期服药，可能会对肝、肾功能造成损害，所以一定要定期检查。

Q: 可以进行哪些康复运动?

（1）深呼吸：每天早晨、工作休息时间及睡前都可以做深呼吸运动。深呼吸可以维持胸廓最大的活动度，有利于保持良好呼吸功能。

（2）颈椎运动：头颈部可做向前、后、左、右转动的运动，以及头部旋转运动，以保持颈椎的正常活动度。

（3）腰椎运动：每天做腰部运动，比如前屈、后仰、侧弯和左右旋转躯体，使腰部脊柱保持正常的活动度。

（4）肢体运动：可以做俯卧撑、斜撑、屈伸腿、扩胸运动及游泳等。游泳既有利于四肢，又有助于增加肺功能和使脊柱保持生理曲度，是强直性脊柱炎最适合的全身运动。

Q: 强直性脊柱炎需要复查吗?

强直性脊柱炎需要长期随诊，因为治疗不及时或不合理会直接影响治疗效果。尤其是出现疼痛加重、腰背部僵硬、颈部或背部倾斜或曲线改变等症状时，要及时到医院就诊。

Q: 日常生活中该注意什么?

（1）日常生活中有什么注意事项?

①姿态护理：睡觉时，采取仰卧和侧卧姿势交替。平时走路挺胸、抬头、不要弯腰，坐位时尽量挺直腰背，避免长时间保持一个姿势。

②生活护理：选用硬床板，枕头高度不宜超过一个肩膀的宽

度；穿着宽松衣物，天气变化时要增减衣物，注意保暖；不要搬提重物。

③适当锻炼：可以进行散步、游泳、太极拳等体育活动，但是应该避免剧烈运动，并防止受伤。

④定期测量身高：注意身高变化，当发现身高降低时，应考虑脊柱发生了弯曲。

⑤心理调护：多与家人、朋友交流，培养兴趣爱好，保持乐观向上的心态。

（2）饮食上有什么需要注意的？

得了强直性脊柱炎，虽然在饮食上没有特别要注意的，但应该做到饮食均衡、不偏食。可以多吃水果蔬菜，多饮水，避免憋尿和便秘。同时，还要格外注意饮食卫生，避免胃肠道、泌尿道的感染诱发脊椎炎。另外，还应该少吃辛辣刺激的食物，禁止饮酒。

Q: 关于该疾病的误区有哪些？

（1）强直性脊柱炎疼痛的时候要蜷着腰，不动就不疼了。

强直性脊柱炎最疼的时候，就是病情最凶险的时候，这时候一定不要蜷着不动，因为一旦不动，就有可能再也不能动了，而且很可能会永远处于这个姿势。所以这个时候，不能蜷曲着不动。

（2）治疗强直性脊柱炎时间长，也治不好，不如放弃。

这种观点是不可取的。强直性脊柱炎虽然治疗难度大，而且不能治愈，但通过积极治疗，能够控制病情发展，减轻症状，恢复活动能力，避免造成残疾，提高生活质量。所以，得了强直性脊柱炎还是要坚持治疗的。

（3）一旦发现得了强直性脊柱炎要立刻手术。

手术治疗不是强直性脊柱炎首选的治疗方法，强直性脊柱炎的治疗以药物为主，辅以物理治疗和生活方式干预，只有出现严重畸形、关节功能障碍等情况时，才需要手术治疗。

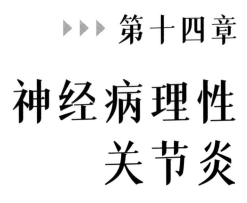

▶▶▶ 第十四章

神经病理性关节炎

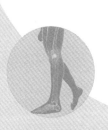

Q: 什么是神经病理性关节炎?

神经病理性关节炎,又称神经性关节病、charcot关节病（夏科关节病）,是由不同类型的神经系统病变引起的关节疾病,一般多发于 50 ~ 60 岁男性,临床上比较少见。

神经病理性关节炎多由糖尿病性神经病、脊髓空洞症等神经系统病变或外伤引起,主要表现为关节肿胀、无力、畸形、摇晃不稳等,往往伴有关节积液,但是疼痛、活动功能障碍并不显著。

对于神经病理性关节炎,首先要加强关节保护,可以使用支架、护具等,同时减少关节负重,避免患病关节剧烈运动;疼痛明显的,可以服用消炎镇痛药;关节出现严重畸形或者神经病变严重的,可以选择手术治疗。同时应该尽快明确病因,并针对原发病进行治疗。

Q: 神经病理性关节炎有哪些症状?

神经病理性关节炎可以发生在任何一个关节,但是多发于四肢的关节。病情发展缓慢,早期会出现关节肿胀、摇晃不稳、皮肤红热的症状,不过一般没有疼痛或只有轻微胀痛,关节活动也不会受到显著影响。随着病情发展,还会出现关节脱位、移位、骨折等,甚至引起踝关节等部位发生畸形。

Q: 与神经病理性关节炎症状相似的疾病有哪些?

神经病理性关节炎与类风湿性关节炎、骨关节炎、感染性关节炎等病变,都会有关节肿胀的症状,感染性关节炎还会出现局部皮肤发红、发热，与神经病理性关节炎的症状更为相似，所以只有到医院进行相关检查后，才能确诊是什么病。

Q: 为什么会得神经病理性关节炎?

神经病理性关节炎是由脊髓空洞、糖尿病、外伤等造成的神经系统病变引起的。当支配关节的神经发生病变，它支配的关节就有可能失去感觉，或出现神经营养障碍，关节在无知觉的情况下无限制地活动，就会造成关节损伤及神经营养修复障碍，最后导致关节被严重破坏，引发神经病理性关节炎。

Q: 神经病理性关节炎有哪些危害?

（1）影响美观：神经病理性关节炎引起的关节肿胀、畸形等，会造成关节外形改变，影响美观。

（2）引起其他并发症：虽然神经病理性关节炎一般不会影响关节正常活动，但是可以破坏关节结构，引起永久性的关节损伤。有的患者因为感觉障碍，在外伤后不能及时发现并治疗，还会出现感染，严重的会导致截肢。

> **小贴士:** 有的患者得了神经病理性关节炎，关节结构已经被严重破坏，但是疼痛却不明显，活动没有受到明显影响，所以疾病的严重程度和症状是不成正比的，千万不要因为症状不严重，就不重视。

Q: 去医院应该看哪个科？

当出现关节肿胀、摇晃不稳、关节处皮肤红热等症状时，你可以到骨科或者关节外科就诊，确诊后，治疗时可能要涉及内分泌科、神经内科等科室。

Q: 医生可能会问到哪些问题？

（1）哪里不舒服？

（2）有没有关节不稳的感觉？

（3）会不会痛？

（4）今年多大了？

（5）有没有受过外伤？

（6）外伤伤到神经了吗？（针对有外伤史的人提问）

（7）有没有做过相关检查？

（8）有没有其他病史？如糖尿病、脊髓空洞症等疾病？

（9）有没有发生过骨折、关节脱位等病变？

Q: 常用的检查方法有哪些？

（1）体格检查会发现哪些问题？

体格检查可见关节肿胀、有积液，以及关节松弛不稳，活动时有摩擦音，触诊可以发现关节内的游离体（游离体是指关节内可移动的软骨或骨软骨碎片）。

（2）实验室检查可以发现什么问题？

实验室检查可以发现神经系统病变的相关表现，如糖尿病引起的神经系统病变，检查可见尿糖阳性、空腹血糖增高、蛋白尿等；血清、脑脊液华氏或康氏反应阳性，提示可能存在由梅毒螺旋体引起的脊髓痨。

（3）可能会进行哪些影像学检查？

① X 线检查：X 线检查可以显示关节退行性改变、关节畸形、关节面不规则等神经病理性关节炎的基本特征，是首选的影像学检查。

② CT 检查：CT 具有更高的分辨率，能更好地显示病变关节结构、骨质破坏和临近软组织的情况。对于 X 线片不能诊断或难以确定病变范围的，可以选择 CT 检查。

③ MRI 检查：MRI 有助于确定病变的范围和程度，是对 X 线片和 CT 的必要补充。

Q: 目前常用的治疗方法有哪些？

（1）对症治疗

①加强关节保护：减少关节负重，并限制关节活动，保护和稳定关节。比如，肩部或胳膊关节受累，就要减少投掷、挥舞等动作，腿部受累的，应该尽量减少站立时间和行走路程，行走时可以扶拐杖，以防关节扭伤。

②药物治疗：布洛芬等非甾体类消炎镇痛药，可用来缓解疼痛；对于关节肿胀严重、疼痛剧烈的，可以在关节腔注射激素，但不能多次注射，不然会加速关节破坏。

（2）病因治疗

对于有明显诱发因素的神经病理性关节炎，要及时查明病因，积极治疗原发疾病。例如，对于糖尿病性神经病引起的关节病变，就要通过双胍类、磺胺类等降糖药物控制好血糖；对于脊髓空洞症引起的关节病变，可以采用营养神经的药物、B族维生素、血管扩张剂等改善神经病变，缓解症状。

（3）手术治疗

当通过药物不能缓解肿胀、疼痛等症状时，或者出现关节畸形、骨折等病变时，可以采用手术治疗。常见的手术方式有关节清理、关节融合、关节置换和截肢。关节面被游离体破坏的，可以选择关节清理术；关节变形严重、行动受限或发生骨折时，可以选择关节融合术；神经系统病变不严重，但是关节严重变形的，可以选择关节置换；少数出现感染、进行性溃疡或者关节破坏严重的，可考虑截肢。

Q: 神经病理性关节炎能治好吗?

神经病理性关节炎是由其他难治性、慢性神经系统病变引起的，目前很难治愈，但是通过减少负重、避免长距离行走等保护关节的手段，加上积极治疗，还是可以缓解关节肿胀等症状，提高生活质量的。

Q: 治疗后有哪些注意事项?

（1）减少关节磨损：尤其是在手术后，可以抬高患肢，不要过早活动，避免过多地站立与行走，减少关节磨损。

（2）尽早使用护具：尽早使用支架、护具等，以稳定和保护关节，防止畸形和骨端破坏的发展。

（3）生活护理：在穿衣、梳头、系腰带等生活细节上，家人要给予帮助。

（4）注意卫生：勤换被褥，保持身体清洁，避免因为感染使病情加重。

（5）饮食调养：治疗时应该进食高营养、易消化的食物。

Q: 神经病理性关节炎需要复查吗？

神经病理性关节炎需要长期随诊，要遵医嘱定期到医院进行复查。尤其是关节处出现皮肤破溃、骨折等症状时，要及时到医院就诊。

Q: 在日常生活中有哪些注意事项？

（1）保护已经受损的关节：尽量减少关节负重和磨损，平时要避免长时间下蹲、站立、跪坐，以及上下楼梯、爬山等较剧烈的运动；可以利用把手、手杖、护膝、步行器或其他辅助设施来辅助关节运动。

（2）控制原发病：由糖尿病原发病等引起神经病理性关节炎的患者，还要注意按时服用降糖药等药物，控制原发病。

（3）合理饮食：多吃香蕉、燕麦等富含 B 族维生素的食物，适当进食新鲜的水果和蔬菜，不要吃辛辣刺激的食物，最好戒烟酒，有糖尿病的人，还应该控制主食及高糖食物的量。

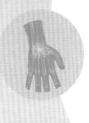
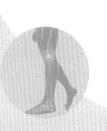

▶▶▶ 第十五章

痛风性关节炎

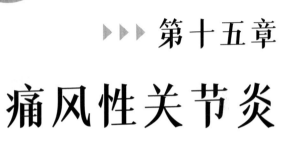

Q: 什么是痛风性关节炎?

痛风性关节炎,俗称痛风,是由于嘌呤代谢紊乱或尿酸排泄减少,使尿酸升高,尿酸盐沉积在关节处,引起的关节病变。病因通常与遗传、饮食有关,好发于 40 岁以上男性,多见于足部的大拇趾,也可发生于踝部与足跟部等部位。

痛风性关节炎的主要表现为关节的剧烈疼痛,常常是突然发生,关节周围组织有明显的肿胀、发红、发热和压痛。这种情况下,一般会采用秋水仙碱治疗,在症状缓解后,可以采用抑制尿酸形成或促进尿酸排出的药物治疗。对于出现关节严重畸形、活动障碍等症状的,还可以采用手术治疗。另外,在日常生活中,要注意避免进食高嘌呤食物,戒烟酒,控制体重等,以预防痛风发作。

Q: 痛风性关节炎的主要症状是什么?

(1)痛风性关节炎有哪些典型症状?

痛风性关节炎起病急,常常突然发作。典型症状为关节肿胀、疼痛难忍,甚至受不了床单遮盖,病变关节处皮肤红热。一般从第一跖趾关节(脚大拇趾)开始,随着病情发展,脚背、脚跟、踝关节等部位也会发生病变。多在夜间或凌晨发病。

在急性发作期过去后,会进入间歇期,这时一般没有明显不适,但随着病情加重,间歇期会越来越短,并在关节等部位的皮肤下出现可以摸到的痛风石。在痛风性关节炎反复发作后,病变关节开始出现僵硬、畸形,关节功能严重受损。

> **小贴士**：痛风性关节炎早期，除了血尿酸升高外，大多数没有痛风症状，所以应该定期检查，以便早发现、早治疗。

（2）有相似症状的疾病有哪些？

痛风性关节炎与类风湿性关节炎都会出现关节处疼痛、胀痛、活动受限等症状，仅通过这些症状，不能做出判断，所以，不要在家自行处理，要及时到医院进行确诊、治疗。

Q: 为什么会得痛风性关节炎？

遗传、肾病、血液病、药物及高嘌呤食物等都可以引起痛风，造成腺嘌呤代谢异常，使血液中的尿酸浓度增加，当尿酸从血液中渗出，沉积到关节处，便形成尿酸结晶，刺激关节组织，引起痛风性关节炎。

Q: 痛风性关节炎会不会遗传？

痛风性关节炎由痛风引起，而痛风又有一定的家族遗传性，所以如果父母患有痛风，子女患病的可能性就比没有家族史的人高。但如果父辈的痛风是后天因素引起的，那么就不会遗传给下一代。

Q: 痛风性关节炎有什么危害？

（1）影响外观：痛风性关节炎可以引起关节的畸形等，会影响外观。

（2）影响正常生活与工作：急性关节炎发作时疼痛难忍，患者甚至不能正常入睡，反复发作损伤关节，甚至出现病理性骨折，造成关节功能障碍，不能正常行走、活动，严重影响正常的生活和工作。

（3）引发其他并发症：痛风性关节炎不但会引起关节畸形，还会引发其他并发症，尤其是对肾脏的损伤，如尿酸性肾结石、痛风性间质肾炎、痛风性肾衰竭，严重者会发展为尿毒症。晚期还可能诱发高血压、脑动脉硬化、心肌梗死等。

Q: 去医院应该看哪个科？

当出现关节肿痛、骨折等症状时，你可以到骨科就诊，如果确诊为痛风性关节炎，应该在内分泌科或者风湿免疫科接受治疗。

Q: 医生可能会问到哪些问题？

（1）哪里不舒服？疼了多久了？疼痛是不是很厉害？

（2）疼痛的部位有没有发红、发热？体温有没有升高？

（3）经常喝酒吗？是不是经常吃海鲜或者肉之类的？最近吃了什么？

（4）有痛风吗？家人有得痛风的吗？

（5）有没有食物、药物过敏？

（6）有没有其他疾病？做过什么手术或受过外伤？

（7）有没有长期服用药物？

（8）有没有肾病？做没做过肾脏的检查？

Q: 常用的检查方法有哪些？

（1）体格检查会发现哪些问题？

通过体格检查，可以发现关节肿胀、有压痛，疼痛部位皮肤多为暗红色，温度也比较高，严重的还可以看到关节畸形。

（2）为什么要进行实验室检查？

①尿酸检查：检查可以发现血尿酸、尿尿酸明显升高，可以协助痛风性关节炎的诊断。

②血常规：白细胞升高、红细胞沉降率增快，提示急性发作期的痛风性关节炎。

③关节液镜检：可以看见尿酸盐结晶，尿酸盐检查是确诊痛风性关节炎的关键。

（3）影像学检查有什么作用？

① X 线检查：可以直观有效地观察关节的变化，了解关节的破坏情况，有助于判断骨损害的程度。

② CT/MRI 检查：可以观察到是否有关节积液、滑膜增生等现象，有助于痛风性关节炎的早期诊断。

③ B 超：作为辅助检查，可以发现痛风性关节炎引起的肾脏病变等。

Q: 目前常用的治疗方法有哪些？

痛风性关节炎的治疗原则是缓解症状、控制急性发作、纠正高尿酸血症、治疗其他的伴发疾病。治疗以药物治疗为主，并辅以物理治疗、手术治疗等。

（1）急性发作期的药物治疗有哪些？

痛风性关节炎急性发作期，一般采用秋水仙碱来控制症状，也可以应用洛索洛芬钠、双氯芬酸钠、吲哚美辛等非甾体类抗炎药或激素来控制症状。但这时不宜进行降尿酸治疗，因为降尿酸药物可能会使血液中尿酸浓度突然下降，引起关节中尿酸大量增加，从而加重症状。

小贴士：秋水仙碱虽然是控制急性发作的首选药物，但是它的治疗剂量与中毒剂量十分相似，且副作用较大，所以秋水仙碱一定要在医生的指导下服用，不要自行服用。

（2）间歇期、慢性期可以使用哪些药物？

急性期过去后，可以使用别嘌呤、非布索坦等抑制尿酸生成的药物，或者使用苯溴马隆等促进尿酸排泄的药物，降低血液中尿酸浓度。对于尿酸浓度比较高的可以联合使用这两种药物，必要时可以服用促进尿酸分解的药，如尿酸氧化酶。

（3）什么情况下需要进行手术治疗？

对于少数药物治疗无效，或者病情严重，出现关节僵硬、畸形、功能受损严重者，就需要采取手术治疗了。通过关节镜手术、病灶清除术、人工关节置换术等方式，清除痛风石，矫正畸形，改善关节功能。

（4）可以进行物理治疗吗？

以局部红外线、热敷、超短波等为主的物理疗法，可以改善血液循环，促使炎症及肿胀消退，减轻疼痛。

Q: 痛风性关节炎能治好吗?

痛风性关节炎为终身疾病，不能完全治好。但是通过早期诊断和规范治疗，多数痛风性关节炎可以得到良好控制，不会对正常的生活、工作造成太大影响。

Q: 用药治疗期间的注意事项有哪些?

（1）合理饮食：避免食用海鲜、豆制品、牛羊肉汤等高嘌呤食物，不能饮酒。

（2）合理用药：根据医生指导用药，按时用药，不要私自加减药量或更换药物。

（3）多饮水：用药期间，每天饮水要达到 2000 毫升以上。

（4）充足休息：不熬夜，保证每天 8 小时的睡眠时间，不要过度劳累。

Q: 痛风性关节炎需要复诊吗?

病情平稳时，应该遵医嘱，定期复查。当足部的大拇趾出现迅速加重的红肿、疼痛或有其他不适症状时，要及时到医院就诊。

Q: 在日常生活中该如何避免痛风性关节炎的复发?

（1）痛风性关节炎患者饮食上需要注意什么?

尿酸高的人，一定要"管住嘴"，这样才能减少痛风性关节炎的复发。在饮食上要多吃低嘌呤、碱性食物，如青菜、蛋类、奶类、杏仁、核桃、谷类；忌吃海鲜，如虾、蟹、海带、深海鱼类等；少吃牛羊肉汤、火锅、动物内脏，以及香菇等嘌呤含量高的食物，戒烟酒。

（2）得了痛风性关节炎，运动时需要注意什么？

①选择适合的运动，可以选择慢跑、太极拳、广播体操等运动方式，要避免登山、打篮球、踢足球等剧烈、体力消耗大的运动。

②运动时要循序渐进，从轻度活动开始，逐渐过渡到正常的运动。

③运动前要充分热身，避免运动损伤，运动时要多饮水。

（3）为什么要控制体重？

肥胖不仅会加重关节负担，还是痛风发作的促进因素，另外肥胖会降低治疗药物的敏感性，影响药效，还会增加心血管方面的并发症。所以，如果超重，应该加以控制，一般通过低脂饮食和运动可以维持正常的体重。

Q: 关于痛风性关节炎常见的误区都有哪些？

（1）尿酸高就一定是痛风性关节炎。

这种说法不正确。只有血液中的尿酸含量偏高并析出，导致尿酸结晶沉积在关节的滑膜上，引起关节滑膜发炎时才会发生痛风性关节炎。

（2）急性发作时用大量抗生素。

痛风性关节炎是尿酸结晶沉积在关节处引起的，并不是细菌感染造成的，是无菌性的，所以除非同时并发感染，否则是不应该使用抗生素的。

（3）害怕药物不良反应，拒绝用药。

任何药物都会有不良反应，但是不能因为药物的副作用就忽视疾病的危害。药物的不良反应与药物剂量有关，也存在很大的个体差异，应该在医生的指导下规范使用。

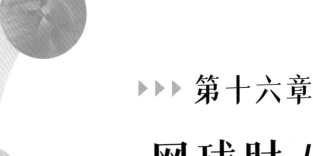

▶▶▶ 第十六章

网球肘 /
高尔夫球肘

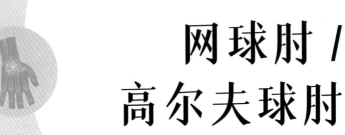

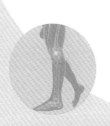

Q: 什么是网球肘？

网球肘又称肱骨外上髁炎，是指肘关节外侧前臂伸肌起点处肌腱发炎、疼痛，网球运动员的发病率非常高。家庭主妇、木工等需要经常活动前臂、肘关节的人，也是网球肘的高发人群。

急性损伤、慢性劳损，年龄下降、手臂活动过多，或者网球拍大小不合适等因素，都有可能引起前臂伸肌肌腱变性、退化或撕裂，从而造成网球肘。

开始时，一般只是感到肘关节外侧酸痛，上方活动痛，休息后可以缓解，但是随着病情进展，肘外侧会出现持续性疼痛，疼痛可向前臂外侧放射，在手拧毛巾、提壶、反手击球时，疼痛会加重。病情严重的，甚至伸手指、拿筷子等活动也会引起疼痛。

得了网球肘，首先需要休息，避免肘关节过度运动，然后根据具体病情，可以采取不同疗法。症状较轻的，可以采用热疗、超短波等物理疗法；对于疼痛比较严重的，还可以口服消炎止痛药或进行局部封闭治疗；疼痛剧烈，药物不能缓解的，还可以采用手术治疗。恢复期间要避免做打网球或搬提重物等手臂活动，减少对肘部肌肉的刺激，促进炎症消散。

Q: 什么是高尔夫球肘？

高尔夫球肘又称肱骨内上髁炎，它是指由于肘关节、腕关节长期反复用力屈伸旋转等，使肌腱受到反复牵拉，引起的肱骨上髁部位损伤性炎症变化。高尔夫球肘在青少年学生和爱好高尔夫球运动的人中比较多见。

开始时表现为肘关节内侧疼痛，小臂酸痛无力，疼痛可以是阵发性的，随着病情发展，逐渐演变成持续性疼痛，当前臂向前旋转、主动屈腕、受寒或者劳累时疼痛加重。肘关节活动也会受到限制，并伴有腕关节弯曲无力。

得了高尔夫球肘，首先需要休息，避免肘、腕部频繁活动。然后根据具体病情，可以采取不同疗法。症状较轻的，可以采用热疗、超短波等物理疗法；疼痛比较严重的，还可以口服消炎止痛药或进行局部封闭治疗；疼痛剧烈，药物不能缓解的，还可以采用手术治疗。恢复期间要避免进行打高尔夫球等前臂向前旋转的活动，减少对肘部肌肉的刺激，促进炎症消散。

Q: 网球肘 / 高尔夫球肘主要症状有哪些?

（1）网球肘有哪些症状?

网球肘早期会出现肘关节外侧酸胀和轻微疼痛，或用力伸腕、小臂用力旋转时出现疼痛，休息后疼痛会缓解。随着病情发展，肘外侧会发生持续性疼痛，疼痛可向小臂外侧放射，当用手拧毛巾、反手击球时，肘外侧疼痛会更明显。一般没有红肿表现，而且肘关节伸屈不受影响。病情严重时，伸手指、拿筷子等动作也会引起疼痛，少数患者在阴雨天时会感觉疼痛加重。

（2）高尔夫球肘有哪些症状?

多数人起病比较慢，开始在用力抓握或者提举重物时感到肘内侧疼痛，休息后缓解。随着病情发展，疼痛可向小臂掌侧放射，在用力握拳和小臂向前旋转（拧毛巾、扫地等）时疼痛会加重，并伴有手腕弯曲无力。有时肘部还会出现轻微肿胀，局部微热。当尺神经受到刺激时，会引起无名指、小指间歇性麻木感，严重时会出现手指肌肉力量减退。

（3）网球肘和高尔夫球肘有哪些区别？

①疼痛位置：网球肘的疼痛位置在肘关节外侧，疼痛可向小臂外侧放射；高尔夫球肘的疼痛位置在肘关节内侧，疼痛可向小臂掌侧放射。

②神经症状：网球肘不会出现神经症状；高尔夫球肘会累及尺神经，引起无名指、小指间歇性麻木感。

> **小贴士**：出现肘关节疼痛，不能进行准确判断时，要及时到医院就诊，以免延误治疗。

Q: 患病的主要原因是什么？

（1）为什么会得网球肘？

①急性损伤：在小臂旋前位时，腕关节做主动背伸的突然猛力动作（打网球、棒球等），损伤肌腱，发生创伤性炎症反应。

②慢性损伤：长期从事小臂旋前位的单一性动作（刷油漆、划船等），肌腱、筋膜会受损，并形成无菌性炎症。

③其他：年龄增大，韧带柔韧性和肌肉力量下降等都可以诱发网球肘。

（2）为什么会得高尔夫球肘？

①急性损伤：不慎跌倒时，如果腕关节处于背伸状态，小臂呈外展旋前位，容易引起肱骨内上髁肌肉起点撕裂伤，产生炎症。

②慢性损伤：长期用力屈伸肘关节及腕关节的活动（打高尔夫球等），肌腱、筋膜会受损，产生无菌性炎症。

③神经损伤：由肱骨内上髁穿出前臂屈肌总腱的血管神经束受到挤压，以及尺神经受挤压，也是发生高尔夫球肘不可忽视的原因。

④其他：年龄增大、韧带柔韧性和肌肉力量下降等，都可以诱发高尔夫球肘。

Q: 主要危害有哪些？

（1）影响日常生活：肘关节内侧或外侧疼痛，不但会引起肘关节、腕关节甚至手指的活动功能受限，影响搬提物品等活动，还可能会影响睡眠等，给工作生活造成不便。

（2）影响职业发展：对于从事网球、棒球、高尔夫球等球类活动的运动员，还会影响正常训练，阻碍职业发展。

Q: 到医院应该看哪个科？

在劳累后或运动后感到肘内侧或外侧疼痛，甚至疼痛会向小臂放射时，你需要到医院的骨科或者外科就诊。

Q: 医生可能会问到哪些问题？

（1）你怎么了？有哪些不舒服？

（2）是一直疼吗？

（3）握拳的时候会疼吗？

（4）出现这种情况多久了？

（5）你是从事什么职业的？

（6）平时喜欢做什么体育锻炼？

（7）受过外伤吗？

（8）做过相关的检查吗？

Q: 可能会做哪些检查？

当你因为肘外侧（内侧）疼痛来看病时，在医生了解你的情况后，一般会先做体格检查，有些人还要进行影像学检查，来明确诊断。

（1）体格检查有什么用？

体格检查可发现肘关节外上侧（肘关节内侧）有明显压痛点，一般没有红肿表现，关节活动度正常。如果小臂旋前、握拳、伸腕（屈腕）时，出现肘关节外侧（内侧）疼痛，多为网球肘（高尔夫球肘）。

（2）为什么要做 X 线检查？

影像学检查一般会采用 X 线检查，X 线检查可以发现肱骨内外踝部（肱骨外上髁处）骨膜有钙化点，这说明得病时间已经比较长了，还可以排除肿瘤、骨折等病变。

Q: 目前常用的治疗方法有哪些？

（1）如何进行自我治疗？

①加强休息：避免提壶、拧毛巾、打毛衣等引起疼痛的活动，疼痛消失前都不要运动，尤其不要打网球、羽毛球等（高尔夫球）。

②使用护具：在前臂使用护腕、护肘等加压抗力护具，可以限制小臂肌肉产生的力量，减轻疼痛。

③自我按摩：用单个手指点压的方式，对肘关节外侧（内侧）反复按揉，每次持续 10 分钟左右，可以缓解疼痛。

（2）可以用药物治疗吗？

在急性疼痛期，可以服用阿司匹林、布洛芬、扶他林等非甾体类抗炎药，来缓解症状。如果口服药物治疗效果不明显，可以在压痛点部位进行封闭治疗，可以注射曲安西龙或倍他米松等，来消炎止痛。但是如果有糖尿病、严重高血压及心脏病，就不能用这种局部封闭治疗了。

（3）物理疗法有用吗？

物理治疗是一种辅助治疗，可以舒筋活络、促进炎症吸收、减轻疼痛，目前，常用的有局部热敷、超短波、磁疗、蜡疗、离子渗透等。

（4）什么情况下需要手术治疗？

对于经过正规保守治疗仍然不能缓解症状，而且对生活和工作影响比较大的患者，可以采取手术治疗。手术方法有微创的关节镜手术和创伤也不大的开放性手术，可以清除坏死组织，改善或重建局部的血液循环，使肌腱和骨愈合。

（5）针灸治疗效果好吗？

针灸可以缓解疼痛、改善活动障碍，对于症状比较轻、病程比较短的人，治疗效果比较好，多数 2～3 次即可明显好转。

Q: 治疗后有哪些注意事项?

（1）打封闭针后需要注意什么?

①避免高强度运动：在打过封闭针之后，手肘应尽量避免打球、搬提重物等高强度的活动，这会加重疼痛，而且不利于药物的吸收。

②保持打针处皮肤清洁：打针的地方不能碰水，还要勤换衣物，保持个人卫生，避免发生感染。

③注意饮食：在饮食上要远离那些油腻、辛辣的刺激性食物，多吃富含维生素 C 的新鲜蔬菜和水果，比如芹菜、番茄、白菜、猕猴桃、橙子、苹果等促进伤口尽快愈合。

（2）术后需要注意什么?

手术以后需要静养，早期不能做打球等剧烈的活动、不能搬提重物，因为手术早期肌腱局部会水肿，如果过早活动，很有可能会影响手术治疗效果，并且引起反复发作。

Q: 网球肘/高尔夫球肘能自己好吗?

网球肘为软组织损伤造成的无菌性炎症，如果病情比较轻，平时休养得好，是有可能自行恢复的，但是多数还是需要进行正规治疗。

Q: 什么时候需要复诊?

治疗后，要遵医嘱，定期复查。如果经过保守治疗，疼痛等症状没有明显好转，或者出现症状加重等情况，要及时去医院就诊。

Q: 如何预防网球肘/高尔夫球肘复发?

（1）避免重复性劳动：不要长时间抱小孩、长期提重物或者长时间做肘关节的反复屈伸活动，劳动间隙适当休息。

（2）避免过度运动：避免剧烈运动，不可长时间打网球、羽毛球、棒球（高尔夫球等）等。

（3）加强关节处保护：可以佩戴护腕、护肘等护具，适当限制关节活动，防止拉伤。

Q: 得了网球肘/高尔夫球肘，生活中有什么注意事项?

（1）平时要注意避免胳膊过度用力，在进行劳作时，要注意方法，若搬运东西可以选用适当的工具，如手推车等，以免使肘部发生劳损。

（2）尽量不要进行打网球、羽毛球（高尔夫球）等需要腕部频繁屈伸、过度用力的活动，以免加重病情，或者导致疾病复发。

（3）对于运动员或者运动爱好者，应该做好热身运动和放松运动，避免肘关节损伤。

（4）不要手提太重的物体，提东西时候背部尽量不要弯曲，以减轻手臂负担。

（5）注意肘部的保温，天冷适当添加衣物，不要长时间处于寒冷、潮湿的环境中。

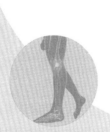

▶▶▶ 第十七章

旋转带肌腱炎

Q: 旋转带肌腱炎的主要症状有哪些?

旋转带肌腱炎在早期症状并不明显，只是在上臂（大胳膊）高举过头和用力向外伸展时，肩膀前方出现疼痛。随着病情发展，在伸直手臂握手时也会出现疼痛。疼痛在向前推物时发作，而拉东西时则没有或仅有轻微疼痛，这是旋转带肌腱炎的一个特点。

> **小贴士**：旋转带肌腱炎与钙化性肌腱炎、肩周炎、肩峰撞击综合征等疾病，都会出现肩膀疼痛、活动受限等症状，仅仅根据这些表现是不能做出准确诊断的，所以一定要及时去医院检查、确诊。

Q: 为什么会患旋转带肌腱炎?

（1）运动损伤：棒球、自由泳、仰泳、蝶泳、举重、球拍运动等需要肩关节极度、反复向外侧伸展的运动，会引起旋转带肌腱的慢性损伤，是旋转带肌腱炎的主要病因。

（2）外伤：肩部遭受暴力撞击，也会引起旋转带肌腱病变。

Q: 旋转带肌腱炎的主要危害是什么?

（1）运动障碍

旋转带肌腱炎引起的疼痛，会影响肩部及手臂活动，造成肩关节外展受限，影响伸胳膊、提物等活动。会影响正常生活和工作。

（2）引起其他病变

如果治疗不及时，还可能会引起手臂水肿、肌肉萎缩、韧带松弛、肌腱断裂等病变。

Q: 去医院应该看哪个科？

当上臂高举过头或用力向外伸展肩膀前方出现疼痛时，你可以去骨科或运动医学科就诊。

Q: 医生可能会问到哪些问题？

（1）你哪里不舒服？有哪些症状？

（2）上臂（大胳膊）高举过头时会痛吗？

（3）推、拉东西时会痛吗？

（4）肩部受过外伤吗？

（5）平时喜欢什么运动？

（6）做过相关的检查吗？

（7）针对这种情况治疗过吗？效果怎么样？

Q: 可能会做哪些检查？

当你因为肩膀前方疼痛，甚至手臂上举受限等症状，来医院就诊时，医生一般会先做体格检查，确定压痛范围及疼痛弧范围，确认有没有发生肌肉力量下降等，从而对病情做出初步判断。并结合影像学检查，明确病情，排除其他病变，如 X 线检查可以排除骨骼损伤，磁共振可帮助确定肌腱损伤的严重程度。

Q: 目前常用的治疗方法有哪些?

（1）非手术治疗包括哪些?

得了旋转带肌腱炎，首先需要充分休息，避免做推压的动作，不过可以适度进行牵拉活动，以不引起疼痛为宜。对于旋转带有压痛的情况，可以局部注射臭氧针来缓解症状。

（2）什么情况下需要手术治疗?

如果损伤特别严重，旋转带完全撕裂，或者疼痛在 6 个月内没有缓解，这时就需要手术治疗，修复受损肌腱或者清除病变组织。

Q: 治疗后的注意事项有哪些?

（1）打臭氧针后需要注意什么?

①在打过臭氧针之后，手臂应尽量避免做打球、上举过头等高强度运动，以免加重疼痛，影响药物吸收。

②勤换衣物，保持个人卫生，打针的地方不能碰水，以免引起感染。

（2）术后需要注意什么?

①手术早期不能进行剧烈活动，不能提重物，以免影响手术效果。

②保持伤口清洁干燥，避免接触水，以防发生感染。

③在穿衣、梳头、系腰带等事情上，家人要给予帮助，协助解决生活中的困难。

Q: 什么时候需要复诊?

无论采用哪种治疗方法，都要问清楚复查时间，并按时复查。手术治疗后愈合情况良好的，最初可以 3 个月复查一次，之后半年复查一次。另外，如果出现疼痛加重、伤口红肿等情况，要及时就诊。

Q: 日常生活中有哪些注意事项?

（1）保护关节：在日常生活中避免搬提、推举重物，尽量避免肩关节外伤，而且受伤后也要及时治疗。

（2）合理运动：避免肩关节长时间反复外展（如打棒球、自由泳、仰泳、蝶泳、球拍运动等），可以选择散步、慢跑等活动，但是运动前要充分热身，以免受伤。

（3）肩部保暖：根据气候变化，要及时添加衣物，不要长时间处于潮湿、寒冷的地方，尤其是在睡觉时，肩膀不能受风、受凉。

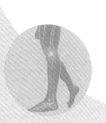

▶▶▶ 第十八章

银屑病关节炎

Q: 什么是银屑病关节炎?

银屑病关节炎就是俗称的牛皮癣关节炎,是一种同时伴发银屑病皮肤损害的关节炎,在临床上并不罕见。

目前,银屑病关节炎的病因还不清楚,可能与遗传、感染等因素有关。银屑病皮疹大多先发生,在头皮部位或者肘、膝部位可见丘疹或斑块状皮损,表面有银白色鳞屑。手指和足趾间关节及跖趾关节、膝关节常常受到累及,最常见的是腊肠指,另外指甲脱离、变色、增厚变粗等也是重要的临床表现。

治疗银屑病关节炎的根本是治疗银屑病,银屑病治好了关节炎一般也会随之而愈。但目前还没有治愈银屑病使其不复发的可靠方法。对于银屑病关节炎来讲,可以应用非甾体类抗炎药、糖皮质激素、改善病情类药物等,控制炎症,缓解皮损、关节疼痛肿胀等症状。如果关节发生畸形甚至致残,可以根据情况通过手术来改善关节功能。

Q: 银屑病关节炎的主要症状有哪些?

(1)银屑病关节炎有哪些典型的关节变化?

银屑病关节炎多发生在银屑病反复发作后,病变常常发生在手指和足趾间关节、跖趾关节、膝关节等部位,关节和周围软组织会出现疼痛、肿胀、僵硬、运动障碍等症状,并且没有对称性。最常见的是腊肠指,就是整个手指肿胀,这是银屑病关节炎最有特征性的症状。

（2）银屑病关节炎有哪些皮肤表现？

皮肤病变：银屑病皮疹大多先发生，常常在头皮部位或者肘、膝部位可见丘疹或斑块，头发、会阴、臀、脐等隐藏部位也会出现皮损，皮损一般是圆形或不规则的，表面有银白色的鳞屑，鳞屑掉了后，可见发亮的薄膜，薄膜去掉后会发现点状出血。

指（趾）甲病变：主要表现为甲板呈小点状凹陷，纵横嵴纹，粗糙增厚、脆裂等，严重时可发生脱落，这是银屑病关节炎的另一特点。

（3）症状相似的疾病有哪些？

骨关节炎、类风湿性关节炎与银屑病关节炎相同，起病都比较缓慢，都有关节和周围软组织疼痛、肿胀、僵硬和运动障碍等症状。银屑病关节炎皮损不明显时，很难凭关节症状判断到底是什么疾病。所以，出现不舒服时，要及时去医院进行确诊。

Q: 为什么会患银屑病关节炎？

银屑病关节炎的病因不明，可能与遗传、感染、内分泌异常等因素有关。

（1）遗传因素：有家庭聚集倾向，一级家属发病率高达30%。

（2）感染因素：可能与感染病毒、链球菌等有关。

（3）内分泌功能障碍：内分泌功能异常也可能引起银屑病关节炎。

（4）精神障碍：精神创伤可引起银屑病关节炎发作或使病情加重。

（5）季节因素：多数冬季复发、加重，夏季缓解或自然消退，但病程比较长的话，季节规律性会消失。

（6）其他：有的女性经期前后症状会加重，妊娠期皮疹消退，分娩后复发。

Q: 银屑病关节炎的主要危害是什么？

（1）影响生活：银屑病关节炎可引起手脚关节肿大、疼痛、僵硬等，情况严重时，关节处还会出现积液或是变形，在影响外观的同时，还会影响正常生活，增加心理负担。

（2）引起关节功能障碍：银屑病关节炎会造成关节活动受到很大的限制，甚至转成慢性关节炎，严重的还可能导致残疾。

（3）引起其他并发症：银屑病关节炎还会引起脊柱病变，并发肌肉萎缩、胃肠道淀粉样变性、主动脉瓣关闭不全等。另外，眼部会有明显的炎症性改变，比如结膜炎、葡萄膜炎、虹膜炎等。

Q: 去医院应该看哪个科？

当皮肤表面出现银白色鳞屑，鳞屑掉了后，有发亮的薄膜，薄膜下有点状出血时，你可以到皮肤科就诊；如果是手指和足趾间关节、膝关节等出现肿胀、疼痛，你可以到骨科就诊；如果确诊为银屑病关节炎，常常需要皮肤科和风湿免疫科或者骨科医生协同治疗。

Q: 医生可能会问到哪些问题？

（1）你有哪些不舒服？

（2）有没有关节疼痛、僵硬、肿胀？

（3）手指、足趾间关节是不是正常？不正常的话，病变是对称的吗？

（4）指甲都正常吗？

（5）皮肤有变化吗？比如鳞屑、出血点等？

（6）有没有银屑病（牛皮癣）病史？

（7）以前做过相关检查吗？进行过治疗吗？有效吗？

Q: 可能会做哪些检查？

根据皮肤表现，出现关节疼痛、僵硬等症状时，医生会做出初步判断，如考虑为银屑病关节炎，还需要做一些检查明确诊断。

X线检查可以显示手、足小关节破坏，关节间隙增宽，远侧指骨基底部增生；中节指骨远侧变尖，与远侧指骨基底部增生相结合，形成带帽铅笔样畸形；单侧骶髂关节破坏、增生。这些都是银屑病关节炎的典型影像学表现。

Q: 目前常用的治疗方法有哪些？

银屑病关节炎的治疗应兼顾皮肤和关节两个方面，治疗的目的是控制炎症、维持和改善关节功能。

（1）早期银屑病关节炎如何治疗？

银屑病关节炎早期和急性期应适当休息，给予精神安慰和鼓励。配合适当的理疗，比如紫外线疗法、光化学疗法、宽谱中波紫外线疗法、窄谱中波紫外线疗法等，可以改善肌腱端炎、皮损等症状。进行适当的关节功能和肌肉的锻炼，比如慢跑、散步等，可以促进康复。

（2）常用药物有哪些？

①非甾体类抗炎药：是治疗银屑病关节炎的首选药物，具有抗炎、镇痛、退热和消肿的作用，用于治疗外周关节炎、肌腱端炎、指趾炎等。

②糖皮质激素：当关节炎和肌腱端炎明显时，可以局部注射缓释性糖皮质激素，但注射处不能有银屑病皮损，而且不能反复、长期注射，也不宜全身应用。

③改善病情类药物：对于重症多关节炎以及对非甾体类抗炎药、糖皮质激素疗效不理想的，要及早应用改善病情类药物，比如甲氨蝶呤、来氟米特、环孢素等，可以使皮肤病损和关节炎得到控制。

④生物制剂：肿瘤坏死因子 α 抑制剂也被用于银屑病关节炎的治疗，可以改善皮疹、指甲和关节的损害，但长期使用的安全性还不是很明确。

（3）什么情况下需要手术治疗？

对于关节发生畸形、严重损毁，甚至引起致残的，在皮肤条件允许的前提下，可以做矫形手术或关节置换手术，来改善关节功能。

Q: 治疗期间的注意事项有哪些？

（1）口服用药有哪些不良反应？出现不良反应怎么办？

银屑病关节炎一般需要长期服用非甾体类抗炎药或改善病情

类药，这两类药物都可以引起上腹部不适、隐痛，并伴有恶心、呕吐、腹胀、食欲减退等不适。对于不良反应比较轻的，可以服用枸橼酸铋钾等保护胃黏膜的药，对于呕吐、恶心严重者应及时去医院就诊。

（2）用药期间要注意什么？

合理用药：遵医嘱，按时按量服药，不要自行加减药量，也不要私自停药。应该避免同时服用两种或两种以上非甾体类抗炎药，以免增加不良反应；服用激素类药物的，一般不要超过6个月。

忌饮酒：服药期间最好别饮酒，饮酒会损伤胃黏膜，引起出血。

其他：想要宝宝的男性或女性，至少要停用这些药物半年以上才能考虑怀孕。服用非甾体类抗炎药需行手术者，应在术前5天停用。

Q: 什么时候需要复诊？

遵医嘱，定期复查。服药期间，定期监测血细胞计数、肝肾功能、免疫指标，以调整用药。如果药物治疗效果不好，出现关节疼痛、僵硬等症状加重，或者副作用比较大等情况时，一定要及时到医院就诊。

Q: 日常生活中的注意事项有哪些？

（1）注意饮食：可以多吃鸡鸭、猪肉、鸡蛋、牛奶和新鲜的蔬菜水果，少吃海鲜、羊肉、辣椒等刺激性食物，最好戒掉咖啡、浓茶、烟酒。

（2）注意保暖：秋冬季节要及时添加衣物，夏季最好不要长时间吹空调，以免身体受寒。

（3）居住环境：床铺要保持清洁，及时清扫碎屑，勤换床单，保持通风良好，避免潮湿、阴冷。

Q: 如何进行皮肤护理？

（1）注意防晒：如果有皮疹、红斑或光过敏，外出时记得遮阳，可以涂防晒霜、打遮阳伞等。

（2）避免接触刺激性物品：最好不要接触染发剂、农药、洗涤剂等刺激性物品。

（3）预防感染：日常最好穿柔软舒适的衣物，不带金属饰品，以免刮伤皮肤。皮肤有破溃时，可以用莫匹罗星和凡士林消毒油纱布外敷，预防感染。指甲应该经常修剪，用手工作时最好戴手套，对指甲进行清洗和刮除脏物时动作要轻柔。